MALADIES

DE

L'ESTOMAC

PAR

LE DOCTEUR CARNET

ANCIEN INTERNE DES HÔPITAUX DE PARIS

MÉDECIN CONSULTANT

L'HIVER A PARIS — L'ÉTÉ A VICHY

Deuxième Édition.

PARIS

<table>
<tr><td>LIBRAIRIE FAURE
Rue de Rivoli, 116.</td><td>DOCTEUR CARNET
Rue Grange-Batelière, 16.</td></tr>
</table>

M DCCC LXV

MALADIES

DE

L'ESTOMAC

PARIS. — IMPRIMERIE CENTRALE DE NAPOLÉON CHAIX ET Cᵉ, RUE BERGÈRE, 20.

MALADIES

DE

L'ESTOMAC

PAR

LE DOCTEUR CARNET

ANCIEN INTERNE DES HÔPITAUX DE PARIS

MÉDECIN CONSULTANT

L'HIVER A PARIS — L'ÉTÉ A VICHY

Deuxième Édition.

PARIS

LIBRAIRIE FAURE

RUE DE RIVOLI, 116.

M DCCC LXV

MALADIES

DE L'ESTOMAC.

L'estomac est l'organe le plus important de notre organisme, car c'est lui qui fabrique le sang, cette chair coulante qui porte la nourriture et la vie à tous nos organes. Si donc les fonctions de l'estomac s'accomplissent régulièrement, si les aliments y sont convenablement élaborés, le sang s'enrichira tous les jours de nouveaux principes nutritifs et il pourra subvenir aux dépenses journalières de l'économie. Si, au contraire, les fonctions de l'estomac sont troublées, si la digestion se fait mal, il se formera un sang pauvre en globules, en fibrine, en albumine, et il en résultera peu à peu un état de faiblesse qui ouvrira la porte à toutes les maladies.

Les maladies de l'estomac sont très-fréquentes, parce

qu'elles sont dues à des causes très-nombreuses et surtout très-complexes. Les causes les plus fréquentes sont : un régime alimentaire défectueux ; la mauvaise distribution des repas et un intervalle insuffisant entre chacun d'eux ; l'usage de l'absinthe ; l'abus du tabac à fumer ; une vie trop sédentaire, le manque d'exercice ; les travaux intellectuels excessifs ; les passions trop vives, l'abus des plaisirs ; les chagrins, les peines du cœur ; l'agitation, la lutte, les tribulations, les déceptions de la vie sociale ; — la mastication insuffisante, due à l'absence ou à l'altération des dents, ou à une trop grande précipitation en mangeant ; l'insalivation incomplète ; les troubles dans les mouvements péristaltiques de l'estomac ; l'altération soit de la quantité, soit de la qualité du suc gastrique, des muquosités stomacales, du suc pancréatique, de la bile ; — une constitution frêle, délicate ; un tempérament nerveux, vivement impressionnable ; — pour les Femmes, l'époque de la puberté et celle de la ménopause, les menstrues, la grossesse, l'allaitement ; la leucorrhée, les troubles de la menstruation et les affections utérines ; la chlorose et les névroses diverses. — Enfin, les maladies de l'estomac ne sont souvent qu'un retentissement éloigné, qu'un des nombreux symptômes (quelquefois le plus important pour le Malade et celui qui attire le plus son attention) d'une maladie chronique affectant un autre organe que l'estomac, ou bien de maladies générales, telles que les diathèses et les cachexies dartreuses, herpétiques, rhumatismales, goutteuses, syphilitiques, scrofuleuses, tuberculeuses, cancéreuses.

Quelle que soit la cause qui ait déterminé une maladie de l'estomac, quelle que soit la nature de l'altération organique ou fonctionnelle qui en est la conséquence, il en résulte un dérangement, quelquefois accidentel et passager, mais, le plus souvent, habituel et permanent, des fonctions digestives, état maladif auquel nous donnons le nom de *Dyspepsie*.

La gravité d'une Dyspepsie dépend presque entièrement de la cause qui l'a déterminée, ou de la nature de l'affection locale ou générale dont les troubles digestifs ne sont que l'expression immédiate ou éloignée. Quelques-unes, symptomatiques ou sympathiques d'une altération organique, sont d'une extrême gravité; mais presque toutes guérissent assez rapidement quand elles sont soumises à un traitement rationnel.

C'est précisément l'étude de ce traitement qui fait l'objet de cet ouvrage. Nous exposons d'abord, avec le plus grand soin et en entrant dans les détails les plus minutieux, les règles hygiéniques qui doivent présider au régime des Dyspeptiques, question importante et qui prime toutes les autres. Puis, nous étudions le traitement proprement dit de chacune des maladies de l'estomac : l'Indigestion, l'Embarras gastrique, la Gastrite aiguë, la Gastrite chronique, le Cancer et l'Ulcère simple de l'estomac, la Gastralgie et les diverses formes de la Dyspepsie. Enfin nous montrons quels effets thérapeutiques peuvent produire sur les maladies de l'estomac l'Hydrothérapie, les Bains de mer et une Saison aux Eaux de Vichy.

Cet ouvrage n'est pas une œuvre complétement

neuve, originale, qui nous soit tout à fait personnelle :
un livre de Médecine ne saurait appartenir tout entier
à son Auteur. Nous nous sommes servi des connais-
sances qui font partie du domaine de la Science; nous
avons lu, médité, analysé les meilleurs ouvrages de nos
devanciers et de nos contemporains; parmi eux, nous
citerons surtout : Broussais, Barras, Chomel, Andral,
Trousseau, Pidoux, Beau, Valleix, Nonat, Guipon,
Cl. Bernard, Corvisart, Réveil, Durand-Fardel, Fleury,
Michel Lévy, Ribes, Fonssagrives, etc.

DR CARNET,

Paris. — Rue de la Grange-Batelière, 16.
Vichy. — Du 15 mai au 15 septembre.

RÉGIME.

Dans toutes les maladies, le régime a une très-grande importance; mais il n'en est pas où il en ait autant que dans les Dyspepsies, et cela se comprend aisément : les fonctions de l'estomac sont altérées, le travail digestif ne s'opère plus qu'avec lenteur, l'ingestion des aliments et leur élaboration éveillent des douleurs ou des troubles fonctionnels divers; quoi de plus rationnel, en présence de ces perturbations des fonctions digestives, que de se préoccuper des diverses qualités des aliments, de prescrire ceux dont la digestion s'opérera le plus aisément, et d'en proportionner la quantité aux forces et aux aptitudes de l'organe malade?

Aussi, les Anciens faisaient-ils un très-grand cas du régime. Quant à nous, nous croyons, comme eux, que modifier le milieu où vit le Dyspeptique; s'occuper de ses aliments, de leurs qualités, de leur mode de préparation; les approprier à la puissance digestive de son estomac ; les modifier selon les troubles survenus dans les fonctions de cet organe ; c'est là agir aussi réellement et aussi utilement que si on gorgeait le Malade de remèdes. Nous croyons même que, sans amoindrir le rôle des médicaments, la Thérapeutique peut trouver dans le régime une arme d'une incontestable puissance contre les Dyspepsies : les aliments sont, en effet, des modificateurs de tous les jours, dont l'action est incessante, car elle est journellement renouvelée, et dont les effets, pour ne pas être immédiatement appréciables, n'en ont pas moins le pouvoir de modifier insensiblement l'économie tout entière.

Ces effets dépendent : de l'origine, de la nature et des qualités diverses des aliments : de leur quantité ; de la préparation qu'on leur fait subir ; des heures des repas et des intervalles qui les séparent ; du tempérament, de la constitution et de l'âge du Malade ; enfin de la nature de la Dyspepsie et des autres affections dont celle-ci est le symptôme.

Ce sont ces différents groupes d'influences que nous allons étudier. Les détails, quelquefois minutieux, dans lesquels nous serons forcé d'entrer, nous feront côtoyer par moments la vulgarité ; mais nous pensons que le Médecin peut, sans déroger, entretenir son Malade des choses les plus humbles, descendre dans les plus petits détails, quand il a quelque chose d'utile à lui apprendre.

CHAPITRE I

ALIMENTS.

I. VIANDES.

Les viandes constituent la partie la plus nutritive des nombreux aliments qui servent à la nourriture de l'homme : leurs propriétés substantielles, leur richesse en principes azotés, la conformité de leur nature avec les tissus dont elles doivent entretenir la vie, expliquent leur haute puissance analeptiqne.

Les qualités des viandes varient selon la provenance, l'état sauvage ou l'état de domesticité, l'âge, le sexe et la nourriture de l'animal, et selon le mode de préparation auquel elles ont été soumises.

Les viandes rouges sont les plus riches en fibrine, en principes azotés et fournissent à la nutrition les éléments réparateurs les plus puissants. D'ailleurs le degré de coloration des viandes est en raison directe de la quantité d'osmazôme qui les pénètre et indique assez bien leur puissance nutritive proportionnelle. — Les viandes blanches sont gélatineuses et albumineuses ; elles fournissent peu de matériaux à l'élément globulaire du sang ; elles sont peu nutritives, mais, *en général*, de facile digestion.

Les animaux sauvages ont, le plus souvent, une chair ferme, compacte, sèche. Les animaux domestiques, ceux surtout qui sont soumis à la castration, ont une chair plus tendre, à cause de l'engraissement et de l'infiltration de la graisse entre les fibres de la masse musculaire.

La chair des animaux très-jeunes est tendre, mais gélatineuse et peu nourrissante ; celle des animaux vieux est fibreuse, sèche, coriace, riche en principes nutritifs, mais peu digestible ; celle des animaux adultes et suffisamment engraissés est la meilleure.

1° QUALITÉS DES PRINCIPALES VIANDES.

Viandes de boucherie.—Le *bœuf* a une chair tout à la fois très-nutritive et très-digestible (le filet surtout), à cause de sa saveur, de sa mollesse succulente et de sa richesse en osmazôme. — Le *veau* est peu nourrissant ; plus albumineux que fibrineux, il abonde en gélatine ; peu savoureux par lui-même, les estomacs un peu faibles ne le digèrent bien que si sa saveur un peu fade est relevée par quelques condi-

ments. — Le *mouton* est très-savoureux et très-nourrissant; les côtelettes et le gigot offrent aux appétits
languissants un mets succulent qui les stimule, et à
l'estomac un aliment des plus réparateurs. — Le *porc*,
frais ou salé, ainsi que tous les produits de la Charcu-
terie, doivent être sévèrement et absolument interdits
aux Dyspeptiques.

Volaille. — Le *poulet* a un goût agréable et la
mollesse de sa chair en rend la digestion facile; c'est,
par excellence, l'aliment des convalescents. — Le *din-
donneau*, le *caneton*, ont une fibre plus condensée,
plus ferme, une saveur plus prononcée, des qualités
nutritives plus grandes, mais ils sont d'une digestibilité moindre. — L'*oie* fournit une chair chargée de
graisse, d'une digestion difficile.

Gibier. — Le *chevreuil*, le *sanglier*, le *lièvre*, le
faisan, le *perdreau*, la *bécasse*, le *canard sauvage*,
ainsi que les nombreuses espèces de gibier qu'il serait
trop long d'énumérer, ont une chair compacte, d'une
très-grande saveur, très-riche en principes nutritifs;
mais ce sont malheureusement des mets qui ne sont
bien digérés que par un bon estomac; aussi, enga-
geons-nous vivement les Dyspeptiques à n'en user que
très-rarement, et à se contenter de quelques menus
morceaux de filet.

2° MODES DE PRÉPARATION.

L'homme n'est pas fait pour dévorer la viande crue : l'Art culinaire a pour mission de transformer, par des préparations diverses, les aliments que nous fournit la nature en mets qui soient plus agréables au goût, à la vue, à l'odorat, qui excitent l'appétit, qui stimulent la sécrétion de la salive et du suc gastrique, qui soient enfin plus digestibles; tel est là le but de cet art : malheureusement, les raffinements de la sensualité gastronomique l'en font souvent dévier et, de serviteur de l'estomac, l'ont fait l'esclave des caprices du palais.

Le *rôtissage* est le meilleur mode de cuisson des viandes. Il doit être fait à la broche, devant un feu vif : l'action du feu saisit la surface de la viande, en coagule l'albumine et quelques sucs, de manière à y produire une sorte de caramélisation qui forme. une croûte peu perméable aux liquides; c'est sous cette croûte dorée, d'une odeur agréable et caractéristique, que cuisent, sans y être décomposés, les sucs et les fibres de la viande : l'albumine et l'hématosine se coagulent en partie : l'enveloppe superficielle empêche l'évaporation des sucs et la dessiccation des couches profondes; enfin celles-ci, baignées dans leur jus, subissent une macération et une cuisson capables de les ramollir, de les attendrir, en même temps que se développe un arome qui imprègne toutes les parties de la viande.

Parmi les rôtis, nous conseillerons surtout les jeunes poulets, ou les poulardes, à condition toutefois qu'elles ne soient pas trop chargées de graisse ; le filet de bœuf, qui est le mets le plus succulent, le plus substantiel, et auquel les Dyspeptiques doivent donner la préférence ; le gigot de mouton, lequel, cuit à point, abonde en sucs nutritifs, a une fibre tendre, et présente des tranches centrales molles, savoureuses et très-digestibles.

Le *grillage* est un mode de cuisson qui se rapproche beaucoup du rôtissage ; bien conduit, il conserve aux viandes toutes leurs propriétés nutritives et leur communique une saveur très-agréable.

Les viandes *braisées*, ou cuites à l'étouffée dans leur jus, tiennent le milieu entre les rôtis et les bouillis ; ce genre de cuisson désagrége les chairs et les rend plus tendres, mais le mets qui en résulte est moins nourrissant et moins digestible que le rôti.

Les viandes *bouillies*, ayant abandonné à l'eau une grande partie de leurs principes sapides et nutritifs, valent en moins tout ce que vaut le bouillon ; elles constituent donc une maigre nourriture, très-peu substantielle, dont la fadeur n'est masquée que par divers condiments ou par des sauces, et dans laquelle l'estomac ne trouve pas une compensation au travail qui lui est imposé.

Les *hachis* de viandes sont des mets lourds et indigestes : leur composition est souvent complexe ; ils renferment habituellement beaucoup de matières grasses ; ne demandant pas à être broyés par les dents, ils sont avalés sans être préalablement mâchés et imprégnés de salive : ces raisons en feront défendre l'usage aux Dyspeptiques. Ce mets ne sera permis qu'aux personnes dépourvues de dents, à condition, toutefois, qu'il sera bien préparé, et qu'elles le mâcheront pendant quelque temps, qu'elles l'insaliveront, avant de l'avaler.

Les *ragoûts* doivent être sévèrement interdits aux Dyspeptiques : ce sont là des préparations hétéroclites, où se trouvent mélangées et confondues les substances les plus disparates ; les viandes, noyées dans des sauces grasses et épaisses, perdent leur véritable goût, et ne constituent plus qu'un mets indigeste qui ne peut convenir qu'à des estomacs vigoureux.

3° CONDIMENTS.

Les condiments constituent une série d'agents très-utiles pour modifier et augmenter la saveur et la digestibilité des aliments, pour exciter l'appétit, pour stimuler les organes du goût, de l'insalivation et de la digestion.

Le *sel* n'est pas une affaire de fantaisie : il joue, au contraire, un rôle considérable dans la digestion et la nutrition. Il est, en effet, d'une indispensable nécessité : à l'artérialisation du sang et à sa composition, dans laquelle il entre pour 4/1000 ; à celle du suc gastrique, dont il fournit l'acide chlorhydrique ; à la composition de la bile, à laquelle il donne son alcalinité.

Le sel donne de la saveur à des mets qui, sans lui, seraient fades : les substances grasses et les féculents ont même besoin de son secours pour être facilement digérés. Il convient très-bien dans les Dyspepsies atoniques, car il stimule l'appétit et augmente la sécrétion des fluides digestifs; dans les Dyspepsies acides, au contraire, il doit être pris en aussi petite quantité que possible, car il augmente l'afflux du suc gastrique, déjà trop abondant.

Le *poivre,* pris en très-minime quantité, stimule les forces digestives de l'estomac et rend moins lourds les aliments indigestes; c'est surtout dans les Dyspepsies atoniques que quelques parcelles de poivre sont réellement avantageuses; les personnes âgées, dont les digestions sont lentes, pénibles, laborieuses, feront également bien d'en user un peu. Le fantôme, si menaçant jadis, de la Gastrite ne saurait être évoqué contre cet usage; car la muqueuse gastrique a une tolérance beaucoup plus grande qu'on ne le croit généralement pour les condiments âcres.

La *moutarde* doit son activité à une huile volatile d'une très-grande âcreté et qui détermine sur la muqueuse de l'estomac la même irritation, la même rougeur qu'un sinapisme sur la peau; si donc les Dyspeptiques, doués d'un estomac paresseux, usent quelquefois et pour quelques mets de ce condiment, ce ne sera qu'avec une très-grande modération.

Vinaigre. Citron. — La nature a répandu les acides, dilués et affaiblis il est vrai, dans quelques légumes et dans presque tous les fruits avec une telle profusion que c'est une preuve de la nécessité de leur présence dans l'alimentation. En effet, mêlés avec discernement aux aliments, ils en relèvent le goût et la saveur, les rendent plus frais, plus apéritifs et plus digestibles, surtout si les mets sont gras ou mucilagineux, et facilitent leur dissolution dans le suc gastrique; ils excitent et favorisent aussi la sécrétion urinaire. Mais l'abus, auquel se laissent si facilement aller les Malades, leur rend cette intempérance très-préjudiciable : pris en excès, le vinaigre et les autres acides interrompent et retardent la digestion des autres aliments, en diminuant la sécrétion du suc gastrique, affaiblissent l'activité de l'absorption et de l'assimilation ; à la longue il survient de la gastralgie; puis la nutrition générale s'altère progressivement et détermine un amaigrissement, que quelques jeunes âlles ont quelquefois la coupable folie de provoquer elles-mêmes.

Sauces. L'art culinaire, pour réveiller les palais affadis, a singulièrement multiplié le nombre des sauces. Nous croyons devoir, dans l'intérêt des maladies de l'estomac, reléguer dans le domaine de la cuisine sensuelle et indigeste la plupart de ces préparations succulentes ; les sauces les plus simples sont les meilleures pour tous les estomacs, surtout pour ceux des Dyspeptiques; nous conseillons donc instamment à nos Malades de s'en tenir habituellement aux rôtis, et si, pour varier un peu leur régime, ils veulent additionner leurs mets de quelques sauces, nous leur recommandons les jus, les coulis, la sauce blanche, la sauce à la crème et celle au beurre dite maître-d'hôtel. Quant aux sauces anglaises, toutes préparées dans des flacons, ils ne sauraient sans danger en faire usage.

4° ALIMENTS EXTRAITS DES VIANDES.

Le *bouillon* n'est autre chose qu'une décoction, suffisamment prolongée et convenablement conduite, qui enlève à la viande la plupart de ses principes sapides et nutritifs. Les légumes dont la viande a été additionnée cèdent également des principes mucilagineux, sucrés et aromatiques, qui rendent le bouillon plus nourrissant et lui donnent de la couleur, de l'onctuosité et du goût. Si l'on ajoute à la viande un poulet, le bouillon est plus délicat, plus savoureux, plus *corsé*, et il tend à se gélatiniser par le refroidissement.

Le bouillon de bœuf, s'il a été bien préparé, contient le plus grand nombre des principes utilisables de la viande : de l'osmazôme ; un peu d'albumine ; de la matière grasse, sous forme d'yeux, qui donne au bouillon de la saveur et une certaine onctuosité ; de la gélatine ; de la créatine et des matières extractives ; des substances mucilagineuses dues aux légumes ; enfin certains principes aromatiques, empruntés à la viande, aux os, à la *garniture* du pot-au-feu, lesquels rendent le bouillon plus sapide et plus facile à digérer.

Le bouillon est un excellent aliment, d'autant plus nutritif et même d'autant plus digestif qu'il a été préparé avec une plus grande proportion de viande, qu'il est plus consommé, et qu'il est plus riche en osmazôme :

il n'exige, pour être assimilé, qu'un faible travail de la part de l'estomac. Trop léger, il est lourd, moins digestible, en raison de sa fadeur et de la trop grande proportion d'eau. Quelques Dyspeptiques ne digèrent même convenablement un bon consommé que s'il est relevé par quelques épices : sinon, il provoque chez eux de la pesanteur d'estomac et de la flatulence; d'autres ne le digèrent aisément que s'ils le prennent très-froid, bien dégraissé, et en petite quantité à la fois. En tous cas, on doit toujours prendre le bouillon ou bien très-chaud, ou bien très-froid, jamais tiède.

Les *potages* constituent pour quelques Malades le seul mets que leur estomac puisse supporter; pour les Dyspeptiques, ils doivent être le prélude obligé de leur principal repas. La *soupe* grasse *au pain* est un excellent potage : on la rend encore meilleure en faisant, au préalable, griller les tranches de pain, la torréfaction légère développant dans le pain des principes aromatiques qui se communiquent au bouillon et lui donnent une saveur plus agréable. — Le *vermicelle*, les *lazagnes*, les *pâtes d'Italie* diversement découpées, le *macaroni*, sont des pâtes sèches, dures, s'imprégnant difficilement de bouillon malgré une cuisson prolongée, et forment, par conséquent, des potages moins digestibles que la soupe au pain. — Il n'en est pas de même du *tapioca*, du *sagou*, du *salep*, de *l'arow-root*, lorsqu'ils sont d'origine véritable ; ces fécules exotiques, d'une saveur délicate, se dissolvent aisément dans le bouillon, lui donnent un aspect gélatiniforme, augmentent ses propriétés nutritives, et constituent des potages légers, agréables et très-nourrissants. — Les *purées de légumes* farineux n'ont ni la saveur délicate, ni la puissance nutritive, ni surtout la digestibilité des potages précédents. — Les *juliennes*, constituées par plusieurs légumes verts, d'épaisseur, de dureté, de résistance à la cuisson diverses, doivent être réservées aux personnes douées d'un bon estomac.

Les *jus* de viande sont des extraits obtenus soit par expression de la viande rôtie, soit par une coction à l'étouffée, lente et prolongée. Le jus qui s'échappe des rôtis de viandes rouges et surtout du gibier, au moment où on les découpe, constitue un aliment très-savoureux, extrêmement riche en principes nutritifs et d'une digestion très-facile. Nous ne saurions trop recommander ces jus de rôtis aux Dyspeptiques dont l'estomac refuse obstinément toute espèce de nourriture : dans ce cas, on choisit une belle pièce de viande, charnue et volumineuse; le rôtissage est conduit de manière à saisir brusquement la croûte, afin de ne pas permettre l'évaporation des sucs ; le jus s'écoule alors en abondance au moment du découpage et est reçu sur une assiette préalablement chauffée ; enfin, on épuise la viande de tous ses sucs en la soumettant à l'action d'une presse analogue aux copie-lettres.

5° ALIMENTS D'ORIGINE ANIMALE.

Les *œufs* constituent un aliment très-important par leur très-grand pouvoir nutritif, leur facile digestibilité, leur saveur agréable et la possibilité qu'ils ont de subir de nombreuses préparations culinaires.

L'œuf est, comme le lait, un type d'aliment complet ; sa composition chimique explique aussi sa grande puissance nutritive. Il consiste dans la réunion du blanc et du jaune renfermés dans une coquille calcaire : le blanc offre une solution concentrée d'albumine, ad-ditionnée de quelques sels ; le jaune est formé d'une dissolution aqueuse de vitelline, tenant en suspension des globules d'une huile qui contient du phosphore, du soufre, des acides gras et des sels.

Les différents modes de préparation influent beaucoup sur la digestibilité des œufs : moins ils sont cuits, mieux ils se digèrent.

Les œufs *à la coque*, *très-peu* cuits, constituent un mets agréable, très-nutritif et d'une très-facile diges-tion. Les œufs *sur le plat* doivent être préparés avec beaucoup de soin et servis à temps ; car, trop cuit, le blanc devient très-indigeste. Les œufs *brouillés*, peu cuits, convenablement assaisonnés et additionnés de bon jus de viande, sont très-nutritifs et facilement digestibles. Les *omelettes* doivent être légères, bien homogènes, de consistance molle et préparées au naturel ; celles au lard, au jambon, aux rognons, devront être réservées à de bons estomacs. Les œufs *au beurre noir* sont généralement trop cuits ; ils doivent en outre aux principes empyreumatiques du beurre brûlé et du vinaigre dont on les assaisonne, d'être moins digestibles.

Mais, nous le répétons encore, les œufs ne sont un

aliment nourrissant et surtout digestible qu'à la condition d'être *très-peu cuits* : trop cuits, ils sont *très*-indigestes.

Le *lait*, dont la Nature a indiqué à l'homme toute la puissance nutritive, est spécialement approprié aux besoins du premier âge, pour lequel il n'est pas de meilleur aliment; mais à mesure que l'organisme se développe, il perd son aptitude primordiale à le digérer aisément. Le lait, en effet, n'est pas un aliment aussi digestible qu'on le pense généralement : soit qu'il n'exerce plus sur la muqueuse stomacale, émoussée par des aliments de haut goût, une stimulation suffisante, soit pour d'autres raisons, beaucoup de Dyspeptiques ne le digèrent que très-difficilement.

Le lait est une émulsion mucilagineuse de matière caséeuse et albumineuse, de matière sucrée et de sels, dans laquelle nagent des globules de matière grasse. Lorsqu'on l'abandonne à lui-même, il se sépare bientôt en trois parties : l'une vient à la surface former la crème, laquelle résulte de l'agglomération des globules de matière grasse (beurre) entre lesquelles s'interpose une certaine quantité de sérum, tenant en dissolution du caséum ; l'autre, d'abord dissoute dans le lait, se concrète et constitue le caséum (fromage) sous forme de grumeaux blanchâtres ; l'autre enfin est le sérum (petit-lait), liquide limpide, d'un blanc jaunâtre ou opalin, constitué par de l'eau tenant en dissolution des matières salines et une substance particulière, du sucre de lait.

Ces différents éléments constitutifs existent dans le lait de tous les animaux ; seulement ils y sont en proportion variable.

Le lait de *vache*, le plus usuel de tous, contient en moyenne : 89,50 pour 100 d'eau, 3,20 de substances azotées (fromage), 3,34 de beurre et 3,71 de sucre.— Le lait d'*ânesse* est un lait plus faible, surtout en fromage et en beurre ; mais il est plus sucré (6,40 au lieu de 3,71) ; sa crème est peu abondante ; son beurre est mou, blanc, peu sapide, se rancissant vite ; il est adoucissant et laxatif ; il est peu nourrissant ; mais c'est celui qui est le mieux digéré par la plupart des Dyspeptiques. — Le lait de *chèvre* est plus riche que celui de vache en substances grasses et azotées et en sucre : il contient 4,50 de fromage au lieu de 3,20 ; 4,10 de beurre au lieu de 3,34 et 5,80 de sucre au lieu de 3,71 ; c'est le plus épais de tous ; il a une odeur et une saveur hircines caractéristiques ; sa crème est d'un blanc mat, épaisse, d'une saveur agréable : son beurre est blanc, ferme, très-abondant et d'une bonne conservation ; il est astringent et tonique. — Le lait de *brebis* est le plus riche de tous, car il contient 8 pour 100 de fromage au lieu de 3,20 et 6,50 de beurre au lieu de 3,34 ; il est moins sucré que celui de vache et surtout que celui d'ânesse ; son beurre est abondant ; son fromage est gras, visqueux et d'une odeur spéciale ; il est très-nourrissant.

Le lait est d'une digestion qui n'est pas toujours facile ; d'ailleurs, pour cet aliment, plus encore que pour les autres, il faut tenir compte des goûts du

Dyspeptique, des susceptibilités, des caprices, de la tolérance de son estomac. Quoique le lait soit parfaitement et aisément digéré par certaines personnes, on voit certains estomacs qui ne peuvent le supporter et se révoltent obstinément contre lui.

Le lait qui vient d'être trait est habituellement le mieux digéré; bouilli, il est plus lourd, car l'ébullition lui a enlevé une grande partie de l'air qu'il contenait et altéré légèrement sa constitution chimique. Bu chaud, il est peu digestible, pour les Gastralgiques surtout, chez lesquels il détermine de la pesanteur d'estomac, du ballonnement et des borborygmes; bu froid, il se tolère mieux, mais il détermine de la diarrhée chez quelques Dyspeptiques.

Pour rendre sa digestion plus facile, on devra le relever par quelque condiment, du sucre, ou, mieux encore, par du sel, et surtout en faire quelque potage au pain ou aux fécules exotiques que l'on additionnera d'une liaison de jaunes d'œuf.

Les *fromages* constituent un mets d'un usage très-répandu; les nombreuses variétés de cet odorant produit dépendent de la nature du lait employé, de la proportion de crème qu'ils contiennent et du mode de fabrication

Les fromages frais à la crème, à la pie, de Neufchâtel, ont une saveur douce et agréable; ils sont nourrissants et, convenablement assaisonnés de sucre ou de sel, d'une digestion assez facile; cependant les Gastralgiques et les personnes qui ne peuvent digérer

le lait, les supportent difficilement. — Les fromages
salés de Brie, de Marolles, de Livarol, de Camember,
ont subi un commencement de fermentation qui a développé en eux des acides gras, auxquels ils doivent
une saveur et une odeur spéciales; ils sont plus digestibles et plus excitants que les précédents. — Les
fromages de Gruyère, de Hollande, de Chester, sont
plus stimulants et d'une digestion plus difficile. — Les
fromages de Sassenage, de Roquefort, qui doivent leur
haut goût à divers assaisonnements et surtout au ca-
séate d'ammoniaque qu'un commencement de putré-
faction y développe, sont les plus excitants de toutes ces
préparations ; ils stimulent vivement la muqueuse de
l'estomac, et leur usage habituel peut, chez les Dyspeptiques, avoir des inconvénients.

Les fromages sont, en général, d'une digestion difficile pour la plupart des Dyspeptiques ; cela tient à ce
que les diverses espèces de fromages contiennent trop
de matière grasse, et à ce que la décomposition de la
caséine et du beurre produit divers acides gras qui stimulent trop vivement la muqueuse gastrique. En outre,
ils nourrissent peu par eux-mêmes, et les fromages de
haut goût produisent souvent de la chaleur et même du
pyrosis, ainsi que de la flatulence. Cependant ces fromages excitent et rendent plus abondante la sécrétion
de la salive, du suc gastrique, de la bile et du suc pancréatique : aussi peut-on les considérer, malgré la difficulté qu'ils ont eux-mêmes à être digérés, comme de
très-bons moyens de faciliter la digestion. C'est pourquoi nous en conseillons l'usage aux Dyspeptiques dont

la digestion est lente et pénible, à condition toutefois qu'ils en useront très-modérément.

6° ALIMENTS GRAS.

Les corps gras ont entre eux une très-grande analogie par leur composition chimique et le rôle qu'ils jouent dans l'économie. Tous traversent la bouche et l'estomac sans être attaqués ni par la salive, ni par le suc gastrique ; ce n'est que dans l'intestin grêle qu'ils sont émulsionnés, c'est-à-dire divisés en globules d'une extrême finesse, par la bile et le suc pancréatique, et qu'ils sont seulement alors aptes à être digérés. La digestion des corps gras se fait donc, non pas dans l'estomac, mais dans l'intestin grêle : c'est pourquoi les aliments gras sont lourds et indigestes pour l'estomac, où ils ne font que s'y liquéfier ; ils y occasionnent parfois l'afflux de la bile et deviennent alors âcres et irritants, et déterminent un sentiment d'ardeur et de brûlure à l'épigastre.

Les matières grasses jouent un triple rôle dans l'économie : une partie est mise en réserve et emmagasinée dans les mailles de l'épiploon et du tissu cellulaire sous-cutané ; une autre est immédiatement et totalement brûlée par l'oxygène du sang dans les capillaires généraux ; il en résulte un développement de chaleur qui maintient le corps à un degré de température constante, quel que soit le climat ou la saison ; enfin (et c'est pour cela que nous entrons dans ces détails) une autre partie est éliminée, à l'état de désassimilation incomplète, par la bile sous forme de cholestérine et d'acides cholique et choléique; il en résulte que si l'afflux de graisse dans le foie est trop considérable, une partie seulement peut se transformer en choléate de soude, tandis que le surplus reste à l'état de cholestérine et forme des calculs biliaires.

Le *beurre* est séparé de la crème du lait par le barattage. Sa composition est très mobile; très-frais, il a une saveur franche, un arome de noisette; mais, au bout de peu de jours, le lait de beurre, dont la fabrication ne peut le purger entièrement, fermente et lui communique peu à peu une odeur et une saveur particulières.

Comme aliment, il participe aux propriétés des graisses; mais sa finesse et son arome, qui dépendent à la fois de la race de l'animal qui l'a produit, de la nature du pâturage et de la perfection du travail de fabrication, le rendent plus digestible; néanmoins, mangé seul avec du pain, en trop grande proportion, il ne convient à aucun Dyspeptique. Associé, au contraire, à certaines préparations culinaires, à la cuisson des légumes et des poissons, par exemple, non-seulement il n'a pas les inconvénients que nous avons assignés aux corps gras, mais il est même indispensable à la facile digestion de ces aliments; il en est de même de l'huile dans la salade, laquelle serait, sans elle, d'une digestion difficile. En tous cas, il faut faire du beurre, sous quelque forme que ce soit, un usage très-modéré.

L'huile d'olive, bien préparée, obtenue à froid par

première expression, est douée d'une saveur douce et
agréable, d'une odeur très-peu prononcée : c'est la meilleure des huiles comestibles. Ce que nous avons dit du
beurre et des corps gras s'applique également à elle.

II. POISSONS, MOLLUSQUES, CRUSTACÉS

Les poissons établissent, pour les Malades, une
transition graduelle entre les aliments légers et une
nourriture forte, substantielle et réparatrice ; ils diver-
sifient, en outre, très-heureusement le régime, grâce
à la grande variété d'aspect et de goût qu'ils présentent, grâce aussi aux nombreuses préparations culinaires auxquelles ils se prêtent.

Les poissons sont moins nourrissants que la viande,
ce qui dépend de la faible quantité d'osmazôme qu'ils
contiennent.

Quant à leur digestibilité, ceux dont la chair est
blanche, de consistance moyenne, et chargée d'une mé-
diocre quantité de graisse, sont les plus digestibles ;
tels sont : la truite, la perche, le goujon, la carpe, la
sole, la limande, le merlan, l'éperlan, la barbue, le
turbot. Plus les poissons sont gros et chargés de gélatine, moins les Dyspeptiques les digèrent aisément.
Quant à ceux qui ont une chair dense, colorée, sapide
et plus ou moins infiltrée d'huile, ils sont généralement
pour les estomacs délicats, d'une digestion difficile ;

tels sont : l'anguille, la tanche, le saumon, l'alose, la raie, le maquereau, le thon, la morue, etc.

Le poisson salé est fort indigeste pour les Dyspeptiques, ce qu'il faut attribuer à la condensation de ses fibres, ainsi qu'à un commencement de fermentation qu'il a presque toujours subi.

Les principaux modes de préparation des poissons sont :

1° Le *grillage*, qui est, pour les poissons de taille moyenne et surtout pour ceux qui sont un peu gras, la meilleure manière de les faire cuire;

2° La cuisson au *court-bouillon*, pour ceux de grande taille : il faut se contenter ensuite d'une sauce très-simple, sauce à l'huile ou sauce blanche, et s'abstenir de ces assaisonnements de haut goût dont la cuisine abuse trop souvent.

3° La *friture* est un mode de cuisson qui ne vaut rien pour les Dyspeptiques : après avoir cuit dans un bain de graisse, d'où se dégage une fumée rousse, empyreumatique, résultant de la décomposition des corps gras, le poisson, ainsi que tout autre aliment préparé de cette façon, conserve un léger goût âcre dont s'accommode mal un estomac un peu délicat ; en outre, tous les aliments frits sont imprégnés de graisse, ce qui rend encore leur digestion plus difficile.

4° Les *matelotes*, les *sauces au beurre* et toutes les préparations analogues, avec addition de champignons, d'huîtres, de truffes, doivent être réservées aux personnes bien portantes.

Les *huîtres*, préalablement parquées, fraîches, de bonne qualité, et mangées pendant l'hiver, constituent un mets très-savoureux et très-sain. Elles doivent être mangées crues, avec l'*eau* (mélange d'eau de mer et du sang de l'huître, contenant de l'osmazôme et différents sels) qu'elles renferment entre leurs valves. C'est un aliment d'une digestion très-facile, que l'on doit principalement conseiller aux estomacs paresseux.

Les *moules* ne devront jamais figurer sur la table d'un Dyspeptique ; elles sont toujours lourdes, indigestes ; les accidents auxquels elles donnent lieu devraient même les faire bannir de nos marchés.

Les *homards*, les *langoustes*, ont une chair ferme, sucrée, qui résiste bien souvent à l'action du suc gastrique, et qui est, assez fréquemment, la cause d'indigestions.

III. LÉGUMES.

Les légumes diffèrent des viandes, au point de vue de leur constitution chimique, en ce que, à volume égal, ils contiennent une proportion infiniment moindre de principes azotés, c'est-à-dire de ces principes essentiellement réparateurs, aptes à se transformer en chair. C'est pourquoi l'usage exclusif de ces aliments finit par appauvrir le sang, en abaissant le chiffre de ses globules et en augmentant la proportion d'eau, et par déterminer une langueur de toutes les fonctions de l'économie et un affaiblissement progressif des forces.

Les légumes stimulent très-peu l'estomac ; ils le fatiguent quelquefois par la surcharge d'une ration journalière, habituellement volumineuse ; ils déterminent assez fréquemment de la gastralgie et surtout de la flatulence ; enfin ils traversent assez promptement le canal digestif et fournissent un résidu mou et abondant.

Mais autant l'usage exclusif et prolongé des légumes est contraire à une bonne hygiène, autant l'usage de ces aliments, unis en une sage proportion à celui des viandes, est nécessaire et même indispensable au maintien de la santé. Ils ont, en effet, l'avantage de varier la nourriture, de modifier la forme, la consistance et la saveur de beaucoup d'aliments auxquels on les associe, de mêler aux viandes des substances riches en eau, en sels alcalins et magnésiens, et de tempérer ainsi l'action trop tonique et trop stimulante qui résulterait de l'usage exclusif de ces mets.

Les légumes sont doués de propriétés nutritives et digestives très-variées ; nous allons indiquer rapidement ceux dont l'usage est le plus répandu.

1º QUALITÉS DES PRINCIPAUX LÉGUMES.

Légumes herbacés. — Ils sont constitués par un tissu spongieux, emprisonné dans les mailles d'un réseau de fibres ligneuses plus ou moins consistantes et presque absolument indigestes ; la masse spongieuse, facilement digestible au contraire, est imbibée d'un suc composé d'albumine, de fibrine et de caséine végétales, de matières gommeuses et sucrées et de beaucoup d'eau. Bien cuits, bien préparés, ce sont de très-bons aliments, nourrissant très peu, mais se digérant, en général, très-bien.

Les diverses variétés de *laitues* sont surtout employées en salades : la culture, en accélérant leur développement et en soustrayant leur partie centrale à la lumière, diminue le goût vireux qui est propre à ces plantes, en même temps qu'elle blanchit et attendrit leurs feuilles. La laitue cuite, surtout avec du jus de viandes, est beaucoup plus digestible et constitue un mets agréable, doué de quelques propriétés calmantes, qui convient très-bien aux Gastralgiques. — L'amertume des diverses espèces de *chicorée* et la mollesse de leur tissu, en font une des meilleures salades ; hachée, cuite et apprêtée au jus, c'est également un mets digestible et rafraîchissant. — Le *cresson* est d'une digestion beaucoup moins facile : d'ailleurs, il est loin d'avoir les propriétés dépuratives et surtout la spécialité d'action contre la phthisie qu'on lui a jadis attribuées.

Les *épinards* sont très-aqueux, très-peu riches en albumine et fibrine végétales, et très-peu nourrissants : mais ils ont une saveur agréable et, grâce à leur mode habituel de préparation, sont très-digestibles. — L'*oseille*, d'un aspect analogue, contient une notable quantité d'oxalate de potasse : ce principe qui la rend plus excitante, la fait mal supporter par beaucoup d'estomacs et produirait en outre, par un usage abondant et prolongé de ce légume, la gravelle jaune d'oxalate de chaux.

Les *haricots verts* constituent, quand ils sont très-jeunes, un mets tendre, délicat, assez digestible et d'autant plus précieux qu'ils peuvent se conserver aisément par des procédés peu dispendieux.—L'*asperge* est un légume tendre, sain, des plus savoureux, se digérant très-facilement.

Le *chou* est riche en principes savoureux et nutritifs, surtout quand on lui associe une perdrix ou seulement quelques tranches de porc; mais l'abondance de ses fibres ligneuses, la difficulté de sa digestion et le développement de gaz qu'il provoque, devront le faire éviter par les Dyspeptiques, par ceux surtout qui sont sujets à la flatulence. — La *choucroute* est aussi un mauvais aliment pour les Dyspeptiques, car elle est indigeste, excitante et son emploi peut déterminer chez eux de l'embarras gastrique. — Le *chou-fleur* est moins nourrissant, mais plus digestible que le chou, mais il a les mêmes inconvénients.

La chicorée, les épinards et l'oseille finement hachés, les purées de pommes de terre, de pois et surtout de lentilles, les pruneaux, les raisins, ainsi que les fruits cuits sont des aliments essentiellement *rafraîchissants*. ils fournissent un sang moins plastique, plus aqueux, car ils nourrissent très-peu ; ils traversent rapidement le tube digestif, dans lequel ils déterminent des contractions énergiques et fournissent un résidu mou et abondant : ils *balayent* les intestins.

Ce sont là les meilleurs agents à opposer aux consti-
pations habituelles, si fréquentes chez les Dyspeptiques :
ils sont bien supérieurs aux purgatifs et aux lavements,
qui déterminent, il est vrai, des évacuations abondantes,
mais qui ont le grave inconvénieht : les premiers,
d'irriter et de fatiguer l'estomac et les intestins, et de
provoquer une diarrhée momentanée, suivie bientôt de
constipation ; les seconds, d'augmenter l'inertie et la
paresse des intestins, qui finissent par ne plus pouvoir
fonctionner sans leur secours.

Légumes parenchymateux. — L'*artichaut* cru est
lourd, indigeste, à cause de la densité de ses fibres ;
cuit, c'est au contraire un aliment doux, d'une facile
digestion et assez nourrissant. — La *carotte* a des fibres
denses et serrées ; elle est riche en albumine, en gomme
et surtout en sucre ; elle ne doit être permise aux
Dyspeptiques que lorsqu'elle est jeune et tendre et
qu'elle est bien cuite ; réduite en purée, elle est d'une
digestion facile. — Le *navet* est peu digestible ; il
contient même une huile essentielle, à laquelle est
due sa saveur, qui peut fatiguer un estomac délicat.
— Les *radis* roses, quoique très-tendres, ne conviennent pas aux Dyspeptiques.

Fruits légumiers. — Ils consistent en un tissu spongieux, mou, imbibé d'un suc mucilagineux, plus ou
moins sucré et odorant. Les principaux sont : la pastè-
que, le concombre, le potiron, le melon, l'aubergine
la tomate. — Le *melon* est un aliment généralemen.

froid, lourd et déterminant même quelquefois des indigestions ; les Dyspeptiques feront bien de s'en abstenir, ou, s'ils se hasardent à en manger, ce ne sera qu'une petite tranche bien mûre qu'ils additionneront de sel et de sucre.

Champignons, truffes. — Les *champignons* sont un aliment nourrissant, mais d'une digestion difficile et dont on doit faire un usage très-modéré ; il n'est pas nécessaire de rappeler les nombreux empoisonnements auxquels ils donnent lieu tous les ans, pour faire comprendre quelle prudence il faut apporter dans leur choix, quand on préfère aux champignons de couche ceux que l'on cueille dans les bois. — Les *truffes* sont essentiellement indigestes par elles-mêmes ; mais leur arome si fin et si délicat communique aux viandes auxquelles elles sont associées un parfum qui rend leur digestion plus facile, en stimulant l'appétit et en sollicitant un orgasme vital qui augmente la puissance des facultés digestives.

Légumes féculents. — Les aliments féculents entrent pour une très-large part dans l'alimentation ordinaire. Ils doivent leurs propriétés nutritives au principe alimentaire le plus réparateur du règne végétal, à la fécule.

La fécule, ou amidon, est une matière amylacée dont la composition est toujours identique, quelle que soit son origine, et qui se trouve en abondance dans les graines des céréales (blé, seigle, orge, avoine, maïs, riz), dans les pommes de terre, les ignames, les patates, dans les châtaignes et les marrons, dans les pois, les lentilles, les haricots, les fèves, etc. La fécule est insoluble dans l'eau froide, inattaquable par le suc gastrique ; mais sous l'influence de la salive et du suc pancréatique, elle se transforme d'abord en dextrine, matière gommeuse et soluble, puis en glycose ou sucre. Donc tous les légumes féculents produisent du sucre : c'est pour cela qu'on en défend l'usage aux lades atteints de diabète sucré, de glycosurie.

La *pomme de terre*, qu'on devrait appeler par reconnaissance la *parmentière*, est d'une des plus précieuses et des plus utiles conquêtes pour l'humanité, dont elle favorise le bien-être et l'accroissement, en diminuant la fréquence et l'intensité des disettes.

La parmentière peut être considérée comme une éponge constituée par des cellules ligneuses molles, qu'une cuisson, même peu prolongée, attendrit encore; dans ces loges est déposée une grande quantité de fécule, un peu de substances azotées, de matière grasse et de sucre, quelques principes salins et beaucoup d'eau.

La parmentière est un aliment agréable, dont on se lasse difficilement ; trop nouvelle, elle n'est pas assez mûre, n'est pas encore pourvue d'une quantité suffisante de fécule et se digère avec quelque difficulté ; bien mûre, bien farineuse, cuite sous la cendre ou à la vapeur d'une marmite, ou apprêtée en purée, elle constitue à elle seule un mets agréable et facilement digestible ; elle s'associe aussi très-heureusement, et même avec utilité, aux viandes, dont elle facilite la digestion et dont elle modère les qualités nutritives et stimulantes.

Les Dyspeptiques devront s'abstenir des parmentières
frites, car, malgré leur aspect et leur odeur appétis-
sants, elles ont tous les inconvénients que nous avons
assignés aux fritures et ne conviennent qu'à de bons
estomacs.

Les *pois verts* ou petits-pois sont des légumes très-
savoureux, et, quand ils sont fins, jeunes et fraichement
cueillis, très-faciles à digérer; leur épiderme est alors
très-mince et très-tendre; ils sont imprégnés de sucs
végétaux et chargés d'une notable proportion de sucre.

Les pois *secs*, au contraire, sont très-réfractaires à
l'action de l'estomac, à cause de l'épaisseur de leur
pellicule, laquelle développe en outre des flatuosités.

Les *haricots verts en grains* sont d'une digestion
moins facile que les pois verts; on ne devra donc en
manger que très-modérément. Quant aux haricots *secs*,
ils sont, pour des Dyspeptiques, très-indigestes et
essentiellement aptes à provoquer de la flatulence.

Les *lentilles* sont plus digestibles que les haricots;
mais c'est encore là un mets dont on devra s'abstenir.

Les *purées* de lentilles, de haricots et de pois secs,
quand elles ont été bien préparées et complétement dépourvues de pellicules, sont bien plus digestibles; c'est
la seule forme sous laquelle les Dyspeptiques devront
faire usage de ces légumes. Toutefois, ils feront bien
encore d'en manger très-rarement.

Le *riz* est considéré à tort comme très-nourrissant :
c'est le plus riche en fécule de toutes les céréales, mais
c'est le plus pauvre en principes nutritifs réels, c'est-à-
dire en substances azotées (gluten), en matières grasses

et en principes salins. Néanmoins, c'est un bon aliment
dont on fait plusieurs mets agréables et d'une digestion
assez facile quand ils sont pris en quantité modérée.

2° MODES DE PRÉPARATION.

Quelques-uns des légumes que nous venons de passer
en revue se mangent crus : les, uns au naturel, ou
aiguisés de sel, comme les radis, les artichauts, le melon, etc.; les autres en salades, comme la laitue, la
chicorée, le cresson, etc. Ces aliments, les salades
surtout, tentent habituellement les estomacs sans appétit
par leur fraîcheur et leur saveur aigrelette, mais ne
se digèrent qu'avec une grande difficulté.

La plupart des légumes se cuisent dans l'eau. Ce
mode de cuisson est excellent ; mais il faut qu'il soit
fait à grande eau : l'eau bouillante brise les cellules
fibreuses dans lesquelles est renfermée la fécule des
légumes farineux, dissout les mucilages, dilate et ramollit
les fibres végétales, dissipe le principe âcre de quelques
espèces, et rend assimilables les herbes les plus sèches
et les plus réfractaires aux forces digestives. Mais cette
cuisson à l'eau, si elle ramollit la trame des légumes et
rend leur digestion plus facile, leur enlève en même
temps une partie de leur arome et de leurs sucs sapides. C'est pour compenser cet inconvénient qu'on relève
le goût des légumes bouillis par divers condiments,
par du beurre ou par des sauces.

Les parmentières gagnent, au lieu d'être cuites dans l'eau, à être placées dans un seau à légume suspendu dans une marmite où une petite quantité d'eau bouillante entretient un bain de vapeur ; cuites ainsi, elles sont meilleures, plus farineuses.

Les *purées* constituent la préparation la plus digestible à laquelle on puisse soumettre les légumes farineux ; nous en avons déjà parlé.

Les légumes *frits*, quoiqu'ayant un aspect et surtout un arome très-appétissants, n'en sont pas moins des éponges imbibées d'huile chaude et âcre, éponges que la cuisson a souvent rendues sèches, cassantes, croustillantes, et par conséquent extrêmement indigestes. — Les *beignets* de légume réunissent les inconvénients des fritures à ceux de la pâtisserie chaude : ce sont donc des mets à interdire aux Dyspeptiques.

IV. FRUITS.

Les fruits plaisent, en général, à tout le monde ; leur fraîcheur, leur suavité, leur coloris, leur aspect agréable, l'abondance et la saveur des sucs qui les imprègnent, leurs qualités rafraîchissantes, expliquent parfaitement cette prédilection.

Les fruits sont riches en sucs aqueux, en matières mucilagineuses et sucrées, en principes aromatiques, en sels alcalins ; les substances réfractaires à l'action de l'appareil digestif sont plus ou moins abondantes; ils sont très-pauvres en fécule, en graisse et en substances nutritives, c'est-à-dire en azote. Quand ils sont bien mûrs, ils sont d'une digestion généralement facile. Leur usage modéré, surtout pendant les chaleurs de l'été, est très-utile pour combattre et neutraliser en partie l'action trop stimulante d'un régime composé de viandes, d'aliments très-nutritifs; mais il faut savoir ne pas tomber dans l'abus, car on provoquerait très-facilement la diarrhée.

Il est, en Suisse et en Allemagne, une méthode de traitement qui jouit d'une très-grande réputation, fondée sur de nombreux succès : nous voulons parler de la *cure de raisin*, sur laquelle le docteur Carrière a publié un intéressant mémoire.

La Cure de raisin consiste à faire, plusieurs fois par jour, des repas uniquement composés de raisin; ces repas sont ajoutés aux deux principaux repas ordinaires, le déjeuner et le dîner. La quantité de raisin que l'on mange dans le courant de la journée varie de trois à six ou huit livres. Le premier repas de raisin doit se prendre, non pas chez soi, mais dans la vigne, de grand matin, avant que le soleil ait essuyé l'humidité qui baigne la grappe, alors que le fruit est dans toute sa fraîcheur; ce premier repas doit être le plus abondant; il est suivi d'une promenade dans la campagne jusqu'au moment du déjeuner, qui a lieu à huit heures. Le second repas de raisin se prend à midi, et doit être également suivi d'une promenade jusqu'au

dîner, qui a lieu à deux heures ; le troisième se prend
à cinq heures ; on fait une collation, au souper, à sept
heures ; enfin le dernier repas de raisin se prend à neuf
heures, au moment de se coucher.

Cette cure dure trois ou quatre semaines : elle a
pour résultat de produire une sorte d'irritation dans le
tube digestif, au profit de la contractilité musculaire ;
cet effet, au lieu de troubler les fonctions de l'estomac
et des intestins, les régularise dans l'état de trouble et
les fortifie dans l'état de faiblesse.

Voici maintenant les cas dans lesquels convient la
cure de raisin.

Cette cure agit surtout avec efficacité sur les diar-
rhées chroniques, qui résistent aux moyens thérapeutiques ordinaires ; les différentes maladies qui affectent
les sécrétions et portent le trouble dans le système
nerveux des voies digestives, sont également curables
par le même moyen. Elle combat avec succès la plé-
thore abdominale, les congestions du foie, avec les
diverses maladies qui s'y rattachent ou les compliquent ;
les engorgements du foie, de la rate ; les hémorrhoïdes.
Elle exerce une influence heureuse et modifie avanta-
geusement la scrofule, le tempérament lymphatique,
la diathèse goutteuse, ainsi que l'état nerveux lié à une
faiblesse, à une atonie de l'organisme : mais ses effets
sont moins sûrs et moins radicaux contre cet ordre de
maladies.

QUALITÉS DES PRINCIPAUX FRUITS.

Fruits acides. — Ces fruits renferment un acide (tartrique, malique ou citrique) dilué dans un liquide mucilagineux et sucré. L'usage des fruits acides a pour effet de rendre plus alcalins le sang et toutes les sécrétions (urine, bile) et humeurs de l'économie, ainsi que le ferait un traitement par les Eaux de Vichy. Cet effet, qui avait échappé à l'observation des anciens Médecins, et que les admirables et récents progrès de la chimie ont permis de constater et surtout d'expliquer, se produit de la façon suivante : les acides, quand ils entrent en *minime* proportion dans nos aliments ou nos boissons, éprouvent une oxydation progressive au contact de l'oxygène du sang, qui les transforme en acide carbonique; ce gaz acide carbonique est exhalé par les poumons, tandis que la base alcaline (soude, potasse ou chaux) à laquelle ils étaient combinés dans le fruit, reste dans le sang, qui la transporte dans toute l'économie : dans le foie, elle rend la bile plus alcaline, plus fluide; dans les reins, l'urine devient moins acide et peut même offrir une réaction alcaline. — Il est facile de tirer de ce fait des déductions pratiques.

Le *citron* ne sert qu'à préparer des limonades, des glaces, des sorbets, ou à assaisonner certains aliments, certaines sauces. — L'*orange* est le fruit par excellence des Malades, auxquels elle plaît, en même temps qu'elle convient, par sa légère et agréable acidité, ainsi que par l'abondance de son suc rafraîchissant : seulement il faut avoir bien soin de ne pas avaler la pulpe, qui est tout à fait indigeste. — L'*ananas* est un fruit de luxe, doué d'un arome spécial, que l'élégance de sa forme, sa rareté et son prix élevé font surtout rechercher. — La *grenade* a une saveur fraîche, acidule, très-agréable; on peut, sans inconvénient, en sucer les grains saupoudrés de sucre. — Les *groseilles* en grappes ne conviennent guère aux Dyspeptiques, à cause de l'acidité de leur suc et surtout à cause des pellicules et des graines. — Les *cerises* ont une pulpe molle, abreuvée de sucs plus ou moins acidules, mucilagineux et sucrés, qui se digère assez bien.

Fruits acidules. —Ils ont une saveur aigrelette et sucrée, un arome agréable, qui les rend très-appétissants; mais leur chair, généralement froide et un peu lourde, ne se digère bien que lorsqu'on en relève le goût par du sucre et même un peu de bon vin ou de liqueur.

Les *framboises* et les *fraises* ont une saveur des plus délicates, un parfum délicieux ; mais les Dyspeptiques ne devront en user que très-modérément : ils en choisiront de bien mûres et les assaisonneront de sucre et de vin généreux. — Il en est de même de la *pêche*, le plus beau et le plus savoureux des fruits, mais qui, quoique bien mûre, est froide, lourde, indigeste pour un estomac délicat. — L'*abricot* a une chair plus pâteuse, moins parfumée, mais d'une digestion plus facile.

— Les *pommes*, quand elles sont bien mûres et de bonne qualité, sont de très-bons fruits, d'un goût délicat, et dont les Dyspeptiques peuvent faire usage, avec modération cependant. — Les *poires*, par l'abondance de leurs sucs, leur saveur sucrée et légèrement acidule, leur parfum, la mollesse succulente et le fondant de leur chair, ainsi que par la facilité de leur digestion, méritent d'être placées au premier rang de nos fruits, de ceux surtout que l'on peut permettre aux Malades : bien entendu nous ne parlons que des meilleurs et tout spécialement des poires fondantes.

Fruits sucrés. — Dans ces fruits, la proportion des sucs acides est beaucoup moindre et se trouve d'ailleurs masqué et atténuée par une proportion plus ou moins grande de principes sucrés, mucilagineux ou féculents.

Le *raisin* de treille, à pellicule mince, est un excellent fruit ; sa pulpe a une saveur douce et sucrée, avec une légère acidité qui tempère cette saveur ; il est essentiellement rafraîchissant et peut même devenir purgatif quand on en mange une trop grande quantité. Le raisin est facilement digestible ; seulement les pellicules et les grains, étant complétement réfractaires à la digestion et fatiguant inutilement l'estomac, il faut avoir soin de ne pas les avaler. — Les raisins *secs* sont lourds et indigestes, à cause de la trop grande quantité de sucre dont ils sont imprégnés et de la difficulté qu'il y a de séparer les graines et surtout les pellicules dur·cies par la dessiccation. — Les *figues* fraiches, bien mûres, sont un peu froides, mais se digèrent assez bien : les figues *sèches* sont presque le seul fruit sec qui soit d'une digestion assez facile. — Les *prunes*, les reines-claudes et les mirabelles surtout, ont une chair molle, pulpeuse, chargée de sucs mucilagineux et sucrés, d'une facile digestion ; il faut, cependant, les peler. — Les *pruneaux* secs sont indigestes ; cuits, ils se digèrent bien plus facilement ; ils doivent à leur pellicule une faible propriété laxative.

Fruits féculents. — Ce que nous avons dit des aliments féculents s'applique en grande partie à cette classe de fruits, d'ailleurs peu nombreuse. — La *châtaigne* et le *marron* sont très-riches en fécule : ils ont une saveur douce, légèrement sucrée, assez agréable : on peut les manger bouillis, bouillis et glacés, ou en purée comme garniture de viandes, mais en petite quantité : rôtis, ils sont très-indigestes.

Fruits huileux. — Ces fruits renferment dans leur amande, ou dans leur péricarpe, un principe huileux ; ils sont tous d'une digestion plus ou moins difficile.—Les *amandes* fraîches ont une chair tendre, cassante, d'un goût fin et délicat, qui se digère assez bien ; *sèches*, elles sont lourdes et indigestes, et communiquent cette propriété aux pithiviers, nougats et autres pâtisseries de ce genre. — Les *noix* fraîches, ou *cerneaux*, peuvent, comme les amandes, être à la rigueur tolérées ; mais les noix *sèches* sont tout à fait indigestes. — Les *noisettes* ont une saveur plus agréable, mais ne se

digèrent pas mieux. — Les *olives* sont très-indigestes et
ne sauraient convenir aux Dyspeptiques.

V. METS SUCRÉS.

Sucre. — Le sucre joue un rôle très-important dans
l'économie : c'est lui qui, avec les corps gras, sert à
entretenir à un degré de température constante, sous
tous les climats, la chaleur de notre corps. Aussi la
Nature a-t-elle multiplié les moyens d'approvisionne-
ment, afin de pouvoir toujours fournir du combustible
à ce calorifère toujours allumé, que la mort seule peut
éteindre.

Nous nous approvisionnons de sucre (j'allais dire de
charbon) de deux manières : nous en trouvons dans les
divers aliments; nous en fabriquons nous-mêmes.

Le sucre que nous trouvons dans nos aliments se
présente sous deux formes principales : le *sucre de
raisin*, qui existe dans presque tous les fruits et dans le
miel; le *sucre de canne*, qui est fourni par la canne à
sucre, la betterave et un grand nombre d'autres végétaux : c'est le seul que l'on désigne d'ordinaire sous
le nom de sucre.

Nous fabriquons nous-mêmes du sucre de deux manières. 1° Nous avons déjà montré comment les aliments féculents se transforment, sous l'influence de la
salive et du sucre pancréatique, en dextrine, puis de cet

état transitoire en glycose ou sucre de raisin. 2° Notre foie fabrique également du sucre aux dépens de certains éléments du sang, les matières azotées neutres surtout, déjà préparées à cette métamorphose par des dédoublements antérieurs.

Quelle que soit son origine, le sucre se dissout dans la masse du sang ; puis, sous l'influence de l'oxygène que charrie le sang artériel, il passe par diverses phases d'oxydation, de transformations successives, que la chimie suit pas à pas, et il finit par donner de l'acide carbonique et de l'eau, et engendrer de la chaleur.

Il n'y a jamais insuffisance de sucre dans l'économie, car presque tous nos aliments contiennent de la fécule, ou du sucre. Mais il y a quelquefois excès : soit d'une açon absolue, soit, presque toujours, d'une façon relative : il en résulte alors le diabète.

Le *diabète* est dû à ce que le sang n'a pas son alcalinité normale et que le sucre y est incomplétement brûlé : une matière oxydable s'oxyde en effet bien plus facilement et bien plus rapidement dans un milieu alcalin que dans un milieu neutre, et, à plus forte raison, dans un milieu acide. Si donc le sang perd de son alcalinité, la combustion respiratoire y est moins active, et le sucre, n'étant pas complétement détruit, est en partie éliminé par les urines.

Le traitement du diabète consiste donc : 1° à rendre le sang plus alcalin, afin que tout le sucre soit brûlé ; les Eaux alcalines de Vichy atteignent parfaitement ce but ; 2° à manger le moins possible de sucre ou d'aliments féculents.

Le *sucre* ordinaire, introduit dans l'estomac, y détermine la sécrétion d'une assez grande quantité de suc gastrique, afin de se transformer en sucre de raisin, seule forme sous laquelle il puisse être absorbé. Cette hypersécrétion du suc gastrique contribue à la digestion et à l'assimilation des aliments auxquels le sucre est incorporé, aliments qui ne seraient pas si bien digérés sans cette addition. C'est pourquoi les fruits mûrs et sucrés, ou bien ceux que l'on saupoudre de sucre, se digèrent bien plus facilement.

Mais l'abus du sucre est aussi nuisible que l'usage modéré en est utile. Pris en trop grande quantité, il affadit le goût, charge la langue, rend la bouche acide et pâteuse, détermine de la sécheresse de la gorge et une soif plus ou moins vive; il oblige l'estomac à un travail trop pénible, à une sécrétion trop abondante de suc gastrique : alors ce viscère devient le siége d'une stimulation, d'une irritation plus ou moins vives, et il en résulte soit une Dyspepsie acide, soit une Gastralgie.

Les *fruits cuits dans leur suc* sont très-tendres, très-savoureux, très-digestibles : c'est un excellent mode de préparation pour certains fruits, les pommes et les poires d'hiver surtout. — Les *marmelades* constituent un mets très-agréable et d'une digestion facile, car les fruits sont réduits en une pulpe molle, facilement assimilable, et leur acidité est neutralisée par une quantité suffisante de sucre. — Les *confitures* sont également une bonne et très-utile préparation; les *gelées*, douées d'ailleurs d'un parfum plus délicat, sont surtout d'une facile digestion; mais leur abus a les mêmes inconvénients que celui du sucre. — Les *fruits confits* doivent à l'excès du sucre qui les imprègne et à la consistance un peu ferme que leur donne la dessiccation, d'être d'une digestion généralement difficile.

Parmi les nombreux *entremets* sucrés, nous citerons seulement les œufs au lait, les œufs à la neige, la crème fouettée, les crèmes et les soufflés de fécule, aromatisés au café, à la fleur d'oranger, et surtout à la vanille, comme étant ceux que les Dyspeptiques doivent seulement se permettre.

Les *sucreries*, les *bonbons* et généralement tous les produits de la confiserie conviennent très-peu aux Dyspeptiques ; toutes ces préparations, si séduisantes d'ailleurs, ont tous les inconvénients du sucre, inconvénients sur lesquels nous avons assez insisté pour ne pas les rappeler ici.

Nous ferons cependant une exception en faveur des *pastilles de Vichy*, qui, prises *immédiatement* après le repas, conviennent parfaitement dans les cas où la digestion détermine la production d'aigreurs, ou la formation de gaz.

VI. PAIN, PATISSERIES.

Le *pain* est l'aliment le plus universellement répandu, celui dont tous les hommes font tous les jours usage, sans jamais s'en lasser.

Ses qualités dépendent du choix du froment employé, de la pureté de la farine, de l'eau qui a servi à l'hydratation, de la perfection du pétrissage, de l'espèce de ferment qui a déterminé la fermentation de la pâte et de la façon dont elle a été dirigée, enfin de l'habileté qui a présidé à la cuisson.

Le pain, pour être bon, doit être suffisamment blanc, bien levé, relativement léger ; il faut qu'il exhale l'odeur agréable qui lui est spéciale ; que la mie soit homogène, élastique, pourvue d'yeux assez grands dans toutes ses parties ; que la croûte soit d'un jaune doré, sonore à la percussion, partout adhérente à la mie ; enfin il doit être bien cuit, car le pain qui ne l'est pas assez est très-indigeste ; il vaut mieux trop que pas assez. — Le pain encore chaud est essentiellement lourd et indigeste, parce que la mie est trop compacte ; le pain frais est d'une assez facile digestion, surtout lorsqu'on enlève la mie du centre ; le pain un peu rassis est celui qui se digère le mieux ; trop rassis, il devient indigeste, parce que la croûte trop dure échappe à la mastication. — La mie est beaucoup plus difficile à digérer et nourrit bien moins que la croûte.

Le pain se digère d'autant mieux qu'il a été plus longtemps mâché, car il a eu alors le temps de s'imbiber de salive, laquelle transforme sa fécule en dextrine, et de subir ainsi un commencement de digestion.

Le pain de seigle et le pain de son, ce dernier surtout, ont des qualités rafraîchissantes très-notables, et conviennent parfaitement aux Dyspeptiques, sujets à une constipation habituelle. Nous ferons remarquer, toutefois, que ce pain a l'inconvénient d'être d'une digestion moins facile que le pain blanc.

Les *pâtisseries,* quelque appétissantes qu'elles soient, doivent être généralement interdites anx Dyspeptiques, car presque toutes sont lourdes, d'une digestion plus ou moins difficile et fatiguent l'estomac sans lui fournir, comme compensation, une quantité suffisante de principes nutritifs. Leur usage, même modéré, détermine chez les Dyspeptiques de la pesanteur d'estomac, des renvois acides ou nidoreux et surtout l'amoindrissement de l'appétit pour les aliments substantiels et vraiment réparateurs.

Cependant, malgré cette proscription générale et même pour la motiver, tâchons de classer les principaux produits de la pâtisserie en catégories de plus en plus indigestes.

Les *biscuits* à la cuiller, les *bons* biscuits de Reims, le biscuit de Savoie bien préparé, mais au naturel et dépourvu de raisins ou de pistaches, sont des pâtisseries assez digestibles et qui, trempées surtout dans un vin généreux, conviennent assez bien aux Dyspeptiques. — Les *biscottes,* quand on a le soin de les mâcher longuement, sont encore assez convenables. — Il en est de même de toutes ces petites pâtisseries sèches, à peine sucrées, de formes très-variées et que l'on prend d'habitude avec le thé.

Le *baba,* le *savarin* peuvent encore être permis ; mais à condition d'en manger très-peu. — Les pâtisseries *feuilletées,* de forme et d'aspect si divers, ne sont pas toujours bien supportées par un estomac délicat.

Les *brioches*, surtout quand elles sont chaudes et peu cuites, déterminent souvent de la pesanteur d'estomac et des aigreurs. — Les *tartes* aux fruits ou à la crème sont des mets que tout Dyspeptique doit s'interdire. — Les *beignets* de fruits, véritables éponges imbibées de friture, sont lourds et indigestes. — Les *pâtés* enfin doivent être sévèrement proscrits; leur pâte ferme, compacte, incomplétement cuite en dedans, imprégnés de graisse, et leur viande surchargée d'épices et bardée de lard, constituent un mets essentiellement indigeste pour un estomac malade.

CHAPITRE II.

BOISSONS.

1° BOISSONS EN GÉNÉRAL.

Les boissons méritent, au point de vue du régime des Dyspeptiques, une attention toute particulière ; nous examinerons donc les diverses qualités physiques et chimiques qu'elles doivent présenter et la quantité dont ils doivent faire usage.

Quantité. — La quantité des boissons doit être porportionnée à l'aptitude fonctionnelle de l'estomac, à l'état des sécrétions stomacales, et aux habitudes des Malades.

Les boissons sont, en presque totalité, absorbées par l'estomac ; l'abondance des boissons impose donc à cet organe une suractivité qui le fatigue. De plus, si la

quantité des liquides ingérés dépasse celle que l'estomac peut absorber, il se produit une sorte d'indigestion
aqueuse ; le surplus du liquide passe dans l'intestin
et y produit de la diarrhée.

Dans le cas de dyspepsie atonique, une trop grande
quantité de boissons dilue et affaiblit le suc gastrique,
chargé de la digestion stomacale, et augmente ainsi la
paresse fonctionnelle de l'estomac.

Dans le cas de dyspepsie acide, de pyrosis, au contraire, il est bon d'augmenter un peu la proportion des
boissons dans le courant des repas.

Quelques Malades digèrent assez bien les aliments
solides, mais ne peuvent digérer les boissons, lesquelles
séjournent plus ou moins longtemps dans leur estomac
et y déterminent un sentiment de gêne, de pesanteur,
et surtout un bruit de clapotement que Chomel a signalé le premier. Ces Dyspeptiques ne devront boire
que très-peu et s'abstiendront de tout aliment un peu
aqueux.

En général, les Dyspeptiques devront, pendant leurs
repas, boire avec modération ; ils boiront souvent,
mais peu à la fois. Dans l'intervalle des repas, ils feront
bien, autant que possible, et à moins d'être réellement
altérés, de s'abstenir de toute espèce de boissons, surtout de bière.

Température. — La température des boissons
n'est pas chose indifférente ; elles doivent être prises
chaudes ou fraîches, jamais tièdes : chaudes, elles stimulent les houppes nerveuses de l'estomac ; froides,

elles déterminent, par réaction, une activité plus grande dans la circulation ; tièdes, elles laissent l'estomac indifférent et deviennent ainsi lourdes et indigestes.

Chaque Dyspeptique supporte différemment les boissons chaudes et les boissons froides ; c'est pourquoi il faut toujours respecter cette tolérance de l'estomac.

Cependant, trop froides, les boissons exercent sur la muqueuse de l'estomac une action sédative qui peut, surtout si le corps est en sueur, se transformer en une sorte de réfrigération anesthésique, laquelle se propage au plexus solaire et porte une atteinte plus ou moins profonde à ce centre de la vie végétative.

Dans le cas de dyspepsie atonique, les boissons devront être prises très-chaudes, à la condition toutefois qu'il n'y aura ni douleurs, ni vomissements ; s'il y a flatulence, développement de gaz, on agira de même, afin de tarir la formation de ces gaz en combattant la torpeur atonique de l'estomac.

Si, au contraire, il y a des vomissements, des douleurs, les boissons froides devront être préférées ; elles exercent, en effet, une sorte d'anesthésie sur les houppes nerveuses de l'estomac en même temps qu'elles diminuent les spasmes de la tunique musculaire. Frappées de glace et prises par cuillerée à bouche, à intervalle de quatre à cinq minutes, les boissons acidules suspendent à elles seules des vomissements opiniâtres; bien entendu, nous ne parlons pas du vomissement de matières alimentaires dans le cas d'indigestion, mais de ces vomissements de glaires qui ont lieu habituellement le matin à jeun.

Dans les diverses formes de gastrorrhagie, l'usage des boissons glacées est de rigueur, quelle que soit la cause de l'hémorrhagie : ces boissons glacées sont rendues plus actives en les faisant le véhicule d'alun, de perchlorure de fer, d'acides minéraux : on en fera boire des.quarts de verre à de fréquents intervalles : en même temps on appliquera une vessie remplie de glace sur le creux épigastrique.

2° QUALITÉS DES PRINCIPALES BOISSONS.

Eaux. — L'eau dont les Dyspeptiques feront usage devra être parfaitement pure, limpide, claire, bien aérée, légère, sans odeur, d'une saveur fraîche et agréable.

L'eau est la boisson par excellence de l'homme bien portant, celle qui lui convient le mieux, car elle ne stimule ni ne ralentit aucune fonction et elle facilite l'accomplissement de toutes. Elle doit entrer, en une large proportion, dans le régime des sujets doués d'un tempérament sanguin ou nerveux, de ceux chez qui prédomine l'appareil hépatique, des hémorrhoïdaires, des goutteux; il en est de même des Dyspeptiques atteints de Gastrite et de ceux dont les digestions s'accompagnent de renvois acides ou nidoreux.

Mais les sujets dont l'organisme est affaibli par une cause quelconque, physiologique ou morbide, les anémiques, les chlorotiques, les Dyspeptiques dont les digestions sont lentes ou pénibles, ont besoin d'une certaine stimulation pour que leurs fonctions puissent s'accomplir régulièrement ; c'est pourquoi ils devront faire usage de vin qu'ils couperont d'eau dans des proportions qui varieront selon leur âge, leur sexe, leurs habitudes et leurs besoins.

L'eau de Seltz artificielle est une simple dissolution de gaz acide carbonique, dans de l'eau ordinaire. Nous lui préférons les eaux naturelles de Saint-Alban, Saint-Galmier, Chateldon, Condillac, etc. : le gaz acide carbonique y existe à l'état de dissolution, fait corps avec elles, s'y conserve mieux quand on débouche la bouteille ; elles moussent et pétillent, flattent agréablement le palais et sont essentiellement digestives. Ce sont d'excellentes boissons dont nous ne saurions trop recommander l'usage aux personnes atteintes de dyspepsie atonique ou de gastralgie ; elles conviennent moins dans le cas où l'estomac est le siége d'une irritation plus ou moins vive ; on doit complétement s'en abstenir dans le cas de flatulence.

Vins. — Le vin est, de toutes les boissons fermentées, la plus usuelle, la plus importante et la meilleure.

La composition chimique, la nature et les qualités des vins dépendent de l'espèce et de la provenance du raisin, de leur mode de préparation et des soins ultérieurs qu'ils ont reçus, etc. ; mais nous ne voulons nous occuper ici que de leurs qualités hygiéniques.

La première qualité des vins, de ceux destinés à des Malades surtout, est d'être purs, naturels ; mal-

heureusement ils sont souvent altérés par la sophistifi-
cation, cet oïdium industriel. On devra donc prendre
toutes les précautions nécessaires pour se les procurer
aussi naturels qu'il sera possible.

Les vins nouveaux, outre qu'ils sont moins agréables à boire, sont lourds et laissent dégager dans l'estomac des gaz qui donnent lieu à des renvois acides,
ou à des coliques. Les vins vieux sont plus digestibles,
plus moelleux, moins spiritueux et doués d'un arome
plus fin qni stimule doucement toute l'économie.

Quant au choix à faire entre les différents crus pour
les Dyspeptiques, il s'agit bien moins de flatter leur
palais que de tonifier leur estomac et de mesurer le
degré d'excitation qu'il réclame. Or les crus de Bordeaux et de Bourgogne sont les mieux adaptés aux besoins de la généralité des Dyspeptiques.

Le *Bordeaux* est un vin qui contient moins d'alcool, plus de tanin et moins de tartrates acides que le
Bourgogne ; c'est pourquoi il est moins excitant, moins
capiteux, mais un peu plus astringent sans être âpre,
et un peu plus froid à l'estomac. Il a un bouquet très-
prononcé, dont les nuances de saveur et de délicatesse
varient selon les différents cépages, mais qui est généralement fin et agréable. Il convient très-bien aux
Dyspeptiques, à ceux surtout qui ont besoin d'être to-
nifiés, mais chez qui on ne doit pas déterminer une
stimulation trop vive.

Le *Bourgogne* est plus chaud, plus stimulant, plus
capiteux que le Bordeaux ; il se distingue par l'écla
de sa couleur, la finesse de son arome, la suavité, la

délicatesse et le velouté de sa saveur. Il convient aux Dyspeptiques dont la constitution est molle, lymphatique, atone, et dont les digestions sont lentes et laborieuses ; il ne conviendrait pas à ceux qui sont atteints d'aigreurs, de pyrosis ou de gastralgie.

Les *vins blancs* ne sont pas toniques et stimulent très-vivement le système nerveux ; leur usage serait nuisible aux sujets faibles et délicats, atteints de gastralgie ou même d'une forme quelconque de dyspepsie. — Le *vin* mousseux de *Champagne*, exerçant une action bien plus vive encore à cause du gaz acide carbonique dont il est saturé, doit être interdit **aux Dyspeptiques** : cependant frappé de glace, il convient parfaitement pour arrêter les vomissements, à condition toutefois qu'il n'y aura aucun signe d'irritation gastrique ou d'état saburral.

Les *vins alcooliques* de Marsala, de Madère, ont une saveur et un parfum des plus délicats et sont doués de propriétés stimulantes et digestives qui les font utiliser, à la fin des repas, dans les cas de dyspepsie atonique, chez les sujets mous, lymphatiques et chez les chlorotiques.

Les *vins sucrés* de Malaga, de Lunel, de Malvoisie, sont très-utiles dans les mêmes cas ; ils communiquent à l'estomac une douce chaleur qui s'irradie dans toute l'économie ; cependant leur usage ne convient pas aux Dyspeptiques atteints d'aigreurs ou de gastralgie, non plus qu'aux Diabétiques.

Liqueurs alcooliques et sucrées. — Le

cognac, le rhum, le kirsch, exclus habituellement du régime des Dyspeptiques, peuvent cependant rendre accidentellement quelques services quand il s'agit de déterminer une vive stimulation de l'estomac.

Les liqueurs sont quelquefois utiles à la fin d'un repas un peu copieux, pour en faciliter la digestion ; mais les sujets atteints, à un degré quelconque, d'irritation de l'estomac ou de dyspepsie acide, devront s'en interdire l'usage d'une façon absolue. — L'*anisette* peut être employée pour combattre cette disposition flatulente, si commune aux dyspepsies atoniques. — Le *curaçao*, bien préparé, est une liqueur tout à la fois amère, aromatique et spiritueuse qui doit ses propriétés stomachiques à la macération de zestes d'écorces d'oranges amères qui en fait la base. — Nous rangeons à côté l'*élixir de Garus*, dont les qualités toniques et digestives sont depuis longtemps consacrées. — La *liqueur de la grande Chartreuse*, dont les trois teintes permettent de doser la force, est la meilleure liqueur de dessert pour les Dyspeptiques.

L'*élixir de la grande Chartreuse* est doué d'une rare puissance de calorification et de stimulations diffusibles qui s'exercent d'abord sur l'estomac et qui, de là, s'irradient presque aussitôt dans toute l'économie, dont elles réveillent les forces vives ; on l'emploiera avec succès dans les cas de céphalalgie, de digestion lente et laborieuse, dans les défaillances et dans tous les cas où la vie semble menacée dans sa source. — L'*eau de mélisse des Carmes* possède, à un degré bien inférieur, des propriétés stimulantes analogues.

Thé. — Le thé est une boisson aromatique dont les peuples du Nord font un trop grand usage pour qu'il ne réponde pas à un besoin réel ; pour eux, en effet, il supplée à l'absence du vin dans leur régime et, par la stimulation qu'il imprime aux fonctions de l'estomac, il rend les digestions plus faciles en même temps qu'il développe cette force de calorification intérieure si nécessaire dans ces climats rigoureux. En France, le thé est resté une tisane pour les classes inférieures, et pour les classes supérieures, une boisson de luxe et de convenance, un accompagnement obligé des soirées.

Les nombreuses espèces de thé peuvent se réduire à deux principales : le thé noir et le thé vert. — Le thé noir doit être exclusivement choisi pour les Dyspeptiques, car ses effets se réduisent à une légère stimulation cérébrale, à une sensation de douce chaleur à l'estomac. — Le thé vert possède une action stimulante beaucoup plus énergique et produit de l'agitation, de l'insomnie, une excitation générale de tout le système nerveux.

Une infusion de thé, bien chaude, bien préparée, flatte singulièrement le goût par la finesse de sa saveur et la délicatesse de son arome ; ingérée, elle produit des effets immédiats et secondaires : les premiers, dus en partie au calorique, s'exercent sur la muqueuse de l'estomac et consistent en une sensation de chaleur, une stimulation, une augmentation de la puissance digestive de ce viscère ; à cette action locale succède bientôt un sentiment de bien-être, une diffusion de chaleur, une augmentation d'énergie vitale.

On prescrira donc le thé , après le diner, aux personnes replètes, lymphatiques, molles, aux constitutions catarrhales ou rhumatismales, aux vieillards,
dont les digestions sont lentes et laborieuses. On le
prescrira surtout dans le cas d'inertie digestive de l'estomac succédant soit aux excès de table, soit aux excès de veilles : il ranimera alors le système nerveux,
redonnera à l'estomac sa puissance digestive et favo-
risera l'élaboration des aliments.

Café. — Le café est d'un usage universel et la
consommation qui s'en fait dans toutes les parties du
monde est immense. Cette boisson, douée d'une saveur
très-agréable, possède en effet de précieuses qualités,
qui sont d'ailleurs modifiées par le mode de préparation, la température du liquide, par l'état de vacuité ou
de plénitude de l'estomac, par l'âge ou le tempérament,
par l'habitude, etc., et c'est pour n'avoir pas suffisamment tenu compte de toutes ces circonstances, que l'on a
tant déclamé pour et contre le café. Or, le café est bon en
lui-même, comme le vin et comme tant d'autres choses ;
l'abus seul, et l'abus commence à un degré qui n'est
pas le même pour tout le monde, est préjudiciable.

La préparation du café exige des soins minutieux,
sur lesquels la Gastronomie s'est étendue avec une
complaisance que légitimait l'importance du sujet.
Préparé selon les règles de l'art, le café exhale une
suave vapeur, que le gourmet hume avec délices. Ingéré, il fait naître une douce chaleur dans l'estomac ;
il en rehausse l'énergie, surtout lorsque cet organe est

aux prises avec une grande quantité d'aliments divers, et il rend la chymification plus prompte et plus facile : cette action, à la fois tonique et stimulante, est très-favorable à la digestion.

Les centres nerveux et toute l'économie participent bientôt à la douce stimulation exercée sur l'estomac. Il excite, en effet, tout le système nerveux, mais sans produire les troubles et les perturbations qu'occasionnent les alcooliques, dont il abat, au contraire, les fumées stupéfiantes. Il donne comme un coup de fouet à l'intelligence engourdie ; aussi est-ce la liqueur favorite des savants, des artistes, des vieillards : les uns lui ont fait hommage de leur génie ; les autres lui ont demandé l'inspiration, ou une plus grande activité intellectuelle ; les vieillards le savourent avec délices, car il réveille leur sensibilité émoussée et il restaure en eux la conscience de la vie.

Pris à jeun, ou bien le soir, plusieurs heures après avoir mangé, le café ne détermine plus qu'une excitation sans fond, suivie de tiraillements et d'une sensation de malaise analogue à celui de la faim : c'est alors aussi qu'il émeut le plus fortement le système nerveux, qu'il stimule le plus l'intelligence, en même temps qu'il détermine de l'insomnie : cette action se prolonge même assez longtemps chez les personnes qui n'en font pas habituellement usage à ces heures insolites.

Le café convient surtout aux Dyspeptiques dont les digestions sont lentes, pénibles ; à ceux dont les fonctions s'accomplissent mollement, sans énergie, ni ressort ; c'est également l'excitant fonctionnel par excellence des vieillards, dont il stimule l'estomac paresseux. Mais les Dyspeptiques atteints de gastralgie ou d'irritation gastrique à un degré quelconque, ainsi que ceux qui sont sujets aux aigreurs, devront s'abstenir de café.

Café au lait. — Dans toutes les grandes villes, presque toutes les femmes, à quelque classe de la société qu'elles appartiennent, ne sauraient se dispenser de prendre chaque matin, à leur lever, un bol de café au lait ; c'est un aliment peu coûteux, très-promptement et très-facilement préparé ; si, dans un ménage, la femme en prend, les enfants et le mari lui-même ne sauraient avoir un goût différent, et, chaque matin, la cuisinière fait sa provision de lait au laitier du coin.

Or, c'est pour n'avoir pas voulu remarquer que c'est avec ce lait qu'est préparé le café au lait dans toutes les grandes villes, qu'un très-grand nombre de Médecins ont déclaré que c'était là un détestable aliment et qu'ils lui ont imputé maintes maladies. Nous ne partageons pas cette façon de voir, car nous ne pouvons nous empêcher de remarquer qu'un très-grand nombre de personnes font un usage journalier du café au lait depuis un grand nombre d'années, tout en conservant une très-bonne santé. Il est cependant également vrai que, pour beaucoup de personnes, le café au lait est un véritable purgatif et que quelques-unes même n'en usent que dans ce but.

La véritable raison de cette action si différente et de ces opinions contradictoires est que le lait, ainsi que nous l'avons fait remarquer, n'est pas également bien digéré

par tous les estomacs et que quelques-uns ne peuvent le
supporter ; qu'il a, chez quelques personnes, une action
analogue à celle d'un laxatif ; enfin que, dans les grandes villes, le lait est généralement mauvais, parce qu'il
est altéré par son transport, pendant lequel il est se-
coué plusieurs heures durant, et par mille falsifications
que la surveillance la plus active a peine à prévenir et
à réprimer.

Si donc on veut bien réfléchir à cette intolérance
d'un grand nombre d'estomacs pour le lait pur et parfaitement naturel, ainsi qu'aux nombreuses altérations
que le lait peut subir soit par des modifications dans le
régime ou même dans la santé de la vache qui le
produit, soit surtout par les falsifications des nombreux
Industriels entre les mains desquels il passe avant d'arriver dans le bol du consommateur, on comprendra
facilement comment le café au lait devient, pour quelques Dyspeptiques, un mauvais déjeuner, produisant
une satiété factice, trompant l'estomac sur ses véritables
besoins et déterminant souvent des dérangements dans
les fonctions intestinales.

Chocolat. — Il existe aussi beaucoup de dissiden-
ces sur la valeur hygiénique du chocolat ; cela tient aux
très-grandes différences de qualité qui existent entre
les nombreuses espèces de chocolat que produit l'in-
dustrie et aux nombreuses sophistications dont cet aliment est l'objet chez certains fabricants ; cela dépend
aussi de ce que le chocolat est très-souvent préparé au
lait, auquel il emprunte par conséquent son indigesti-

bilité. Nous conseillons donc : d'acheter le chocolat dans une bonne maison; de choisir celui qui est aromatisé à la vanille, car le chocolat, étant un aliment gras, a besoin d'aromates qui stimulent l'estomac, afin d'en faciliter la digestion; enfin de le préparer à l'eau, car il devient alors bien plus léger, surtout pour les Dyspeptiques, qui supportent mal le laitage. Quelques personnes ajoutent à leur chocolat une infusion de thé noir ou de café, ce qui lui donne un arome très-fin et très-agréable.

Le chocolat est un aliment très-nourrissant, dont la valeur nutritive est démontrée par l'expérience, comme par l'analyse : par la suavité de son arome et par le parfum de la vanille que la fabrication lui ajoute, il sollicite les sécrétions salivaires et gastriques; par son sucre, sa fécule, sa gomme, il subvient aux combustions respiratoires et, par sa matière grasse, à la régénération des tissus graisseux; enfin, par ses principes azotés, il concourt à la réparation plastique de nos tissus. C'est donc un aliment complet; cependant, il doit être rangé plutôt dans la catégorie des aliments qui engraissent, que parmi ceux qui, comme les viandes, développent le tissu musculaire.

Le chocolat constitue donc, pour les Dyspeptiques, un excellent premier déjeuner, préférable de beaucoup au café au lait, et dont nous ne saurions trop recommander l'usage. Les personnes sujettes à la constipation se trouveront bien de le sucrer avec une cuillerée à bouche de bon miel.

CHAPITRE III.

REPAS.

1º DISTRIBUTION DES REPAS.

La mauvaise distribution des repas, sous le rapport de leur importance réciproque, des intervalles qui les séparent et de leur nombre, est une cause très-fréquente de dérangements et de perturbations dans les fonctions de l'estomac.

Les heures des repas varient selon les conditions sociales des Malades, leur genre de vie et leurs occupations, leur âge et leur sexe, et souvent aussi selon les habitudes locales ou nationales; le Médecin doit, pour l'institution du régime des Dyspeptiques, tenir compte des habitudes acquises depuis longtemps, ou du moins n'y apporter que les modifications strictement nécessaires.

Mais si l'organisme peut se ployer aux habitudes de certaines heures, il ne saurait, sans en souffrir, s'accoutumer à l'irrégularité des repas. La régularité des heures de repas est, en effet, une condition indispensable, essentielle de bon fonctionnement de l'estomac : c'est la première et la plus importante des précautions auxquelles doit s'astreindre un Dyspeptique. Si , avant l'heure du repas, il éprouve de ces tiraillements épigastriques que l'on prend souvent pour la sensation de la faim, il devra résister à cet appétit de mauvais aloi et, si les tiraillements augmentent, il les calmera en prenant une cuillerée à café de sirop de codéine ou de lactucarium. S'il cède, au contraire, à ce faux appétit, il calmera pour le moment la fausse sensation de faim qu'il éprouvait ; mais en continuant quelque temps à manger ainsi à toute heure, il affolera en quelque sorte son estomac, et les troubles nerveux de cet organe despotique ne feront qu'augmenter de jour en jour.

Le nombre des repas doit varier avec l'âge : l'enfant doit faire quatre repas par jour, deux légers et deux substantiels ; l'adulte deux ou trois, un premier déjeuner en se levant et deux repas complets ; le vieillard, un seul repas à midi, copieux et substantiel, précédé, à l'heure de son lever, d'une tasse de chocolat.

Le *premier déjeuner*, que l'on fait tout en se levant, est fort utile aux Dyspeptiques sujets aux aigreurs, aux renvois acides, car c'est surtout au réveil que les sécrétions acides abondent dans leur estomac et déterminent de la chaleur ou des crampes à l'épigastre ; c'est pourquoi il leur sera utile de prendre, dès leur réveil, une tasse de chocolat ou de bouillon froid, pour utiliser et diluer les acides accumulés pendant la nuit. — Au contraire, les Dyspeptiques dont les digestions sont lentes et pénibles, feront bien de ne rien manger le matin et de réduire leurs repas à deux seulement, un à dix heures, l'autre à six heures ; sinon, en prenant du café au lait ou du chocolat en se levant, l'heure du déjeuner arriverait avant que leur estomac ait eu le temps d'achever la digestion du premier repas.

Le *déjeuner à la fourchette* doit avoir lieu à dix heures ; si on en recule l'heure, l'intervalle entre le dîner et la fin du déjeuner se trouve réduit à cinq ou six heures, espace de temps insuffisant pour un estomac paresseux ou maladif. Ce déjeuner ne doit pas être, comme quantité d'aliments, le plus important de la journée ; outre que l'élaboration de la digestion alourdit l'esprit et le rend impropre à tout travail intellectuel sérieux, elle n'a quelquefois pas le temps de s'accomplir entièrement dans l'espace de cinq à six heures. Les inconvénients d'un déjeuner trop copieux deviennent plus manifestes, lorsque c'est par exception qu'il a lieu : quel est, en effet, le Dyspeptique, quelle est même la personne bien portante, qui n'aient observé que, à la suite d'un déjeuner en ville, toujours plus abondant et plus tardif que d'ordinaire, ils se sentent lourds et moins aptes à leurs occupations habituelles et ne se mettent à table pour le dîner qu'avec un mauvais appétit ?

L'intervalle entre le déjeuner et le dîner doit être assez grand pour que les digestions n'empiètent pas l'une sur l'autre, et même pour que, outre le temps suffisant à la complète digestion du déjeuner, l'estomac ait encore le temps de se reposer un peu. Cet intervalle doit nécessairement varier selon la quantité et la nature des aliments qui composaient le premier repas, selon l'activité fonctionnelle de l'estomac, selon l'âge et l'état de santé, etc. L'absence d'un intervalle suffisant est surtout nuisible aux Dyspeptiques dont la vie est sédentaire, à ceux surtout qui se livrent à des occupations intellectuelles; il en est de même pour les vieillards, dont- l'estomac paresseux mais patient demande un espace de six à huit heures pour accomplir entièrement la digestion d'un repas ordinaire.

Le *goûter*, consistant habituellement en pâtisseries, très-appétissantes, mais souvent indigestes, est un repas intermédiaire dont les Dames sont très-friandes et auquel la plupart cependant doivent des maux d'estomac. Nous croyons que les Dyspeptiques qui peuvent déjeuner, goûter et dîner font exception, et nous conseillons de s'en tenir à deux bons repas par jour, précédés, à la rigueur, d'un premier déjeuner.

Le *dîner* doit avoir lieu à six heures ou six heures et demie. La plupart des Dyspeptiques se plaignent que c'est au dîner qu'ils ont le moins d'appétit, qu'ils mangent le moins, et que c'est ce repas dont la digestion est la plus pénible; cela est dû, le plus souvent, soit à ce que le déjeuner a été trop copieux, soit à ce qu'il n'a pas été suivi d'un exercice suffisant pour en faciliter la digestion, soit à ce qu'il a été pris à une heure trop tardive. Nous leur conseillerons donc de suivre les règles que nous avons indiquées.

2° APÉRITIFS.

Dans l'état de santé, l'appétit s'éveille à des intervalles qui varient suivant la quantité et la nature des aliments qui composaient le dernier repas, suivant les dépenses auxquelles l'organisme s'est livré, et surtout suivant les habitudes individuelles. Mais chez les Dyspeptiques, l'appétit fait souvent défaut, et il est nécessaire de le stimuler par divers moyens. Ces moyens sont très-variés, mais il ne faut pas les appliquer au hasard ; il faut, au préalable, rechercher la cause de l'inappétence.

Le manque d'appétit dépend, chez plusieurs Dyspeptiques, de la présence d'un enduit saburral qui imprègne la muqueuse de la bouche et de l'arrière-gorge; cet enduit, formant une couche plus ou moins épaisse sur les papilles, empêche toute sensation de goût de se produire et fait paraître les aliments fades et insipides. Dans ce cas, il suffit de nettoyer exactement la langue, avant chaque repas, soit avec un linge rude, soit par des lotions faites avec de l'eau aromatisée d'essence de menthe. Ces petits soins de toilette, qui sembleront peut-être minutieux et puérils, réveillent souvent l'appétit, par le seul fait que les aliments semblent bons et flattent le sens du goût.

Quand l'inappétence est due à l'atonie de l'estomac.

on a recours aux amers, tels que le bitter, les vins de quinquina ou de gentiane, les macérations de quassia amara, d'écorces d'oranges amères, de rhubarbe. Ces boissons, qui stimulent et tonifient l'estomac tout à la fois, doivent être prises à petites doses une heure avant le repas; les vins amers seront réservés aux hommes; les macérations aqueuses aux femmes; celles de rhubarbe aux Dyspeptiques sujets à la constipation.

Si l'appétit ne peut être réveillé par ces divers moyens, on aura recours à la noix vomique, médicament d'une efficacité vraiment héroïque dans ce cas : on la donne soit en pilules de 0,01 d'extrait alcoolique additionné de 0,10 d'extrait de gentiane, soit sous forme de teinture, à la dose de 5 à 10 gouttes, dans un petit verre de vin de quinquina, une heure avant chaque repas.

Il est des Dyspeptiques dont l'estomac se soulève à la seule idée de prendre des aliments et qui voient tomber leur répugnance au milieu de l'animation d'un repas en commun. Il en est d'autres qu'on ne parvient à faire manger, non pas en leur demandant ce qu'ils veulent qu'on leur prépare, mais en leur présentant tout préparés un certain nombre de mets; aussi voit-on ces personnes manger d'un meilleur appétit hors de chez elles, soit chez des amis, soit dans un bon Restaurant.

L'absence d'un *exercice* journalier est une des causes les plus fréquentes du manque d'appétit et des mauvaises digestions; l'exercice est, tout à la fois, le meilleur apéritif et le meilleur digestif. C'est, en effet, par un exercice habituel, régulier, c'est par la dépense des forces qu'il occasionne, que se prépare une bonne digestion des aliments et une absorption plus complète de leurs sucs nutritifs. On digère avec ses jambes, disait Chomel, presque autant qu'avec son estomac.

Quel est l'homme, d'ailleurs, qui n'ait pas remarqué sur lui-même les effets d'une promenade au grand air, à la campagne surtout? Ce jour-là, il a meilleur appétit et il digère mieux. Il n'est pas de Dyspeptique qui ne convienne de ce fait, mais il n'en est malheureusement que très-peu qui se déterminent à consacrer chaque jour à une petite promenade un temps suffisant.

L'exercice est donc d'une très-grande importance ; mais il ne doit pas être pris d'une façon inconsidérée : il doit être en rapport avec l'âge, les forces et les aptitudes personnelles de chaque sujet ; le moment où l'on doit s'y livrer n'est pas non plus indifférent.

Les simples promenades à pied pourront avoir lieu soit avant le repas pour éveiller l'appétit, soit presque immédiatement après pour faciliter la digestion ; et même alors fera-t-on encore mieux d'attendre quelques moments, de rester en repos quelques instants, avant de commencer la promenade; ce n'est peut-être pas sans raisons que nos pères restaient longtemps à table et chantaient au dessert ! Quant aux longues courses à pied, aux promenades à cheval, aux jeux un peu animés, aux exercices gymnastiques, on fera beaucoup mieux de s'y livrer avant le repas, pour lequel ils serviront même d'apéritif ; mais ils seraient nuisibles im médiatement après; ils troubleraient alors la digestion au lieu de la favoriser, et cela d'autant plus sûrement, que l'estomac serait plus faible et le repas plus copieux. Un exercice un peu vif, pris immédiatement après le repas, affaiblit, en effet, le travail digestif, en appelant sur d'autres organes le sang et l'influx nerveux nécessaires à son accomplissement; en outre, par les secousses brusques et réitérées du diaphragme, il presse l'estomac, le comprime et l'expose à se débarrasser des aliments qu'il contient.

Il est même des Dyspeptiques, chez lesquels tout mouvement, même une simple promenade, en se levant de table, augmente les souffrances dont l'estomac est le siége; il faut respecter cet état, laisser le Malade dans un repos absolu pendant une heure au moins, puis lui faire faire une petite promenade.

Nous croyons devoir aussi signaler l'influence favorable du *changement d'air* et du séjour à la campagne sur le rétablissement de l'appétit et des fonctions digestives chez les Dyspeptiques. Les influences qui résultent du changement d'air sont multiples; mais qu'elles soient d'un ordre moral ou physique, elles se résument dans une augmentation de l'appétit et dans une activité nouvelle imprimée à la nutrition. Le séjour à la campagne, l'habitation des montagnes ou du bord de la mer, sont surtout les conditions les plus favorables à la production de ces heureux effets; l'air, pur et vif, est tout imprégné de ces essences florales d'une si fraîche senteur; la lumière est vive, stimulante; des bruits d'une douce monotonie, le mouvement des eaux, le bruissement du vent, les voix des êtres animés, caressent doucement l'oreille ; là, les préoccupations s'envolent, les passions ardentes font trêve ; on se sent plus calme, on vit d'une existence moins fiévreuse ; la *bête*, comme dirait Xavier de Maistre, secoue le despotisme de l'intelligence et recouvre ses droits.

3° REPAS.

La *quantité* des aliments et des boissons, que les Dyspeptiques doivent prendre à chacun de leurs repas, varie suivant une foule de circonstances ; elle dépend de l'âge, du genre de vie, de la disposition journalière et des conditions particulières du Malade ; de la tolérance et du degré d'énergie de son estomac ; de la nature des aliments qui composent le repas, etc. L'appétit ne doit pas toujours être pris pour guide dans la mesure de la quantité des aliments que l'on doit permettre aux Dyspeptiques ; car, chez eux, il est loin d'être toujours en rapport exact avec les aptitudes et la puissance digestive de l'estomac. Cette simple remarque est d'une très-grande importance.

Pour être facilement digérés, les aliments doivent être préalablement divisés et broyés avec soin par les dents, humectés de salive, et brassés par les mouvements de la langue et des joues de façon à former une pâte molle, une sorte de pâtée, que les sucs digestifs de l'estomac puissent facilement pénétrer et transformer.

Si cette première opération de la digestion est insuffisante, si les aliments sont incomplétement divisés, il faut plus de temps au suc gastrique pour les dissoudre et le travail de l'estomac en est augmenté d'autant.

Cette insuffisance de la mastication peut dépendre de l'absence d'une partie des dents, des douleurs ou des maladies diverses dont elles sont le siége, d'une altération des gencives, ou de quelques maladies de la muqueuse buccale. Signaler la cause, c'est indiquer le remède : il suffira de remédier, soit par l'application de dents artificielles, soit par un traitement approprié, au mauvais état des dents ou de la bouche, pour que la mastication s'opère d'une façon aussi parfaite que possible.

Si l'insuffisance de la mastication tient à la mauvaise habitude d'avaler les morceaux sans presque les mâcher, il suffira de faire comprendre aux Dyspeptiques les conséquences fàcheuses de cette précipitation, pour qu'ils apportent quelque attention à cet acte en apparence insignifiant.

4° DIGESTIFS.

C'est entraver plus ou moins la digestion que de se livrer à des travaux intellectuels pendant les heures qui suivent les repas ; plus l'application de l'esprit est forte et prolongée, moins bien la digestion se fera. Il faut donc consacrer aux travaux de l'intelligence les heures de la matinée, celles d'ailleurs où l'esprit est le plus libre et le plus lucide, et les heures qui précèdent le repas du soir.

Quant aux Dyspeptiques que leur position sociale, que leurs occupations coudamnent à s'occuper de choses sérieuses immédiatement après leur repas, nous leur conseillons instamment de s'astreindre à un déjeuner très-peu copieux, dussent-ils même faire une légère collation le tantôt pour atteindre l'heure du dîner.

Pour faciliter la digestion, les Dyspeptiques pourront faire usage d'une infusion d'angélique, d'anis, de mélisse, prise aussi chaude que possible, ces boissons agissant presque autant par leur température que par leurs propriétés aromatiques. Nous avons déjà signalé dans un article précédent les vertus digestives du thé et du café, des vins alcooliques et sucrés et de quelques liqueurs ; nous y renvoyons le lecteur.

Si les apéritifs et les digestifs hygiéniques que nous venons d'indiquer ne suffisent pas, on aura recours aux médicaments dont nous parlerons à propos des Dyspepsies.

TRAITEMENT.

Les opinions les plus diverses ont été émises sur la nature et le traitement des Maladies de l'Estomac. Broussais s'est efforcé de démontrer que l'estomac est le point de départ de presque toutes les maladies, que presque toutes se résument en une affection inflammatoire de ce viscère : cette théorie, si séduisante par sa simplicité, fut soutenue avec un admirable talent. Mais une étude plus sérieuse et une appréciation plus exacte et plus rationnelle des faits ne tarda pas à prouver ce que cette idée trop absolue avait d'exagéré, et, comme trop souvent, la réaction tomba dans un excès opposé: on ne vit plus, ou plutôt on ne voulut plus voir que des gastralgies. Ces controverses, qui eurent un grand retentissement dans le monde scientifique en France et à l'Etranger, et qui rappellent les luttes qui s'engagèrent à la même époque dans le monde littéraire entre les

Classiques et les Romantiques, ont cessé aujourd'hui :
il en est résulté de remarquables travaux et d'utiles
enseignements, dont nous espérons avoir profité.

Nous étudierons, dans cette seconde partie de notre
ouvrage, le traitement des diverses Maladies de l'Estomac : l'Indigestion, l'Embarras gastrique, la Gastrite
aiguë, la Gastrite chronique, le Cancer et l'Ulcère
simple de l'Estomac, l'Hématémèse ; enfin, donnant au
mot Dyspepsie sa véritable signification, nous étudierons sous ce nom le traitement de tous les troubles
fonctionnels de l'estomac, quels que soient leur forme
et leur point de départ.

CHAPITRE I.

INDIGESTION.

L'Indigestion est la suspension *accidentelle* et *passagère* du travail digestif, survenant dans l'état de santé ou de maladie; ces phénomènes accidentels, survenant rapidement pour se dissiper de même, doivent être considérés comme une affection tout à fait à part.

Le traitement varie nécessairement selon le degré de gravité et selon les formes que revêt cette maladie.

Le plus souvent on n'a affaire qu'à une simple indisposition. Cependant il est des cas, très-rares, à la vérité, où cette indisposition peut se terminer d'une manière funeste, soit chez les adultes, soit surtout chez les enfants, en provoquant le développement d'accidents cérébraux. En général, l'indigestion est plus grave chez les personnes affectées de quelque lésion des voies digestives, et chez toutes celles qui sont encore atteintes de quelque maladie, ou à peine convalescentes : chez les premières, l'affection est toujours exaspérée ; et chez les secondes il y a souvent rechute, ou bien l'indigestion devient la cause déterminante d'accidents nouveaux.

I — Indisposition de forme très-légère, sans vomissements. — Il arrive très-souvent que l'Indigestion se dissipe d'elle-même, spontanément, au bout de quelques heures : il n'est personne qui n'ait eu de ces indigestions incomplètes.

Il faut donc laisser le travail digestif, quoiqu'un peu empêché et ralenti dans sa marche normale, s'accomplir de lui-même. N'allez pas surtout l'entraver et le ralentir encore par l'administration intempestive de quelque médicament ! Si la poitrine et l'abdomen sont serrés par un corset ou par des vêtements trop étroits, faites d'abord cesser cette compression qui empêche l'estomac d'accomplir librement les mouvements nécessaires au travail de la digestion : le Malade en éprouvera immédiatement un soulagement notable ; veillez seulement à ce que l'épigastre et l'abdomen ne se trouvent pas exposés à l'action du froid. Si cela est possible, une petite promenade au grand air facilitera beaucoup l'élaboration de la digestion.

Si le sentiment de gêne, si la sensation de plénitude que fait éprouver l'estomac, ne diminuent pas, on aura recours : soit à une boisson légèrement aromatique, telle qu'une infusion de feuilles d'oranger ou de fleurs de camomille, soit à une tasse de thé ou de café, soit à un demi-verre d'eau sucrée à laquelle on ajoutera une cuillerée à café d'alcoolat de menthe ou de cannelle, ou d'eau de mélisse des Carmes, ou d'élixir de la grande Chartreuse ; soit enfin à quelques morceaux de sucre imbibés d'une liqueur de dessert, telle que rhum, kirsch, cognac, etc.

Dans l'emploi de ces divers moyens, il faut consulter le goût du Malade, surtout pour le thé et quelques liqueurs, que certains estomacs supportent difficilement.

Les boissons qu'on devra prendre ne devront être ni glacées ni brûlantes, pour ne pas surprendre l'estomac. Cette observation est faite pour la généralité des cas, et il faudra encore ici s'en rapporter au goût et aux habitudes du Malade ; car telles personnes activent souvent une digestion un peu pénible et paresseuse par une glace, et telles autres par une tasse de café ou de thé bouillants.

Puisque nous parlons des boissons, donnons quelques indications sur la température qu'elles doivent avoir dans les différentes phases de l'indigestion. Si l'indigestion menace de se produire, on peut quelquefois la prévenir par des infusions de thé très-chaudes prises en petite quantité. Si elle est imminente, fatale, il faut aider l'estomac, par plusieurs verres d'eau tiède, à se débarrasser le plus tôt possible des aliments qui le surchargent. Une fois l'estomac débarrassé, il faut calmer ses contractions douloureuses par des boissons, prises en petite quantité, et surtout de la limonade gazeuse frappée : ces boissons froides ne seraient contre-indiquées que dans le cas où l'indigestion se compliquerait de congestion ou d'apoplexie cérébrale.

Quant à la quantité de boissons ou de liquides médicamenteux, il est une règle dont on ne doit pas s'écarter : pour que ces boissons, quelles qu'elles soient, facilitent la digestion, il faut de toute nécessité qu'elles soient prises en très-petite quantité. Si, en effet, on gorge le Malade de tasses de thé ou de tisane, il est évident qu'on augmentera la plénitude de l'estomac et qu'on le distendra encore davantage. Il faudra donc donner soit les infusions, soit les diverses boissons que nous avons indiquées, à faibles doses à la fois, par cuillerées à dessert, par exemple, mais les répéter souvent ; elles ne seront efficaces qu'à ce prix.

II. — Indigestion ordinaire. — Ordinairement l'Indigestion parcourt toutes ses phases : malaise général, sentiment de plénitude de l'estomac, douleurs à l'épigastre, puis dans l'abdomen, nausées, renvois, enfin vomissements.

Il ne faut pas oublier que, lorsque l'indigestion est portée au point de produire des nausées et des renvois, ce qu'il peut alors arriver de plus heureux, c'est que l'estomac se débarrasse le plus tôt possible des aliments qui sont devenus indigestes, et, par conséquent, irritants.

Il faut donc, lorsque le Malade a des nausées et des

renvois, faciliter les efforts que fait l'estomac pour se débarrasser.

On provoque le vomissement par les moyens les plus simples : la titillation de la luette et de l'arrière-gorge soit avec le doigt, soit avec les barbes d'une plume. On aide ces manœuvres en faisant boire au Malade un ou plusieurs verres d'eau tiède, à laquelle on ajoute quelques gouttes d'eau de Cologne, dont la saveur désagréable et l'action tonique provoquent plus sûrement le vomissement.

Tant que les matières vomies contiennent des substances alimentaires, il faut en faciliter l'expulsion ; mais quand elles n'en contiennent plus, qu'elles ne consistent plus qu'en mucosités le plus souvent mêlées de bile, alors il faut s'arrêter : le but est atteint; l'estomac est débarrassé des aliments qui le surchargeaient.

Il devient alors nécessaire de calmer les vomissements qui continuent ; pour cela, le Malade doit rester en repos et s'abstenir, pendant quelques instants, de toute espèce de boisson, car alors la moindre quantité de liquide devient pour l'estomac la cause de nouveaux efforts de vomissement.

Les coliques, qui accompagnent presque toujours l'indigestion ordinaire, durent peu, quoique douloureuses, et sont notablement soulagées par les garde-robes abondantes qui surviennent. Quoique, le plus souvent, elles ne réclament pas un véritable traitement, on pourra néanmoins en diminuer la souffrance par des lavements émollients, par des linges chauds appliqués sur le ventre.

Quand les troubles intestinaux offrent plus de gravité, nous verrons plus loin comment on les combat.

III. — Indigestion grave. — Il arrive quelquefois que l'Indigestion revêt des formes plus graves. Quelquefois, malgré l'emploi des moyens précédemment indiqués, l'estomac ne peut se débarrasser des aliments qui sont pour lui un objet de gêne et de souffrance. Dans ce cas, il faut donner 10 centigrammes d'émétique dans deux verres d'eau tiède : ce sel déterminera le vomissement au bout de quinze à vingt minutes ; quelquefois on ajoute aux 10 centigrammes d'émétique 1 gramme 50 d'ipécacuanha en poudre. On favorise l'action de ce vomitif par un ou deux verres d'eau tiède et par la titillation de la luette avec les barbes d'une plume, ou le doigt porté dans la gorge.

Il peut arriver que les symptômes généraux soient tels, qu'il y ait urgence à faire vomir immédiatement ; on fera bien alors de remplacer l'émétique, qui n'agit que quinze à vingt minutes après son administration, par 10 ou 15 centigrammes de sulfate de cuivre, dont l'action est beaucoup plus rapide.

Si le Malade est affecté d'une hernie, on fera bien de la maintenir pendant les efforts du vomissement, pour ne pas s'exposer à la possibilité d'accidents de ce côté.

Enfin s'il arrivait que le Malade eût perdu connaissance, ou que, par quelque autre circonstance, les symptômes fussent alarmants, l'anxiété extrême, la douleur épigastrique très-vive et les efforts de vomissements impuissants ; alors, disons-nous, il ne faut pas oublier qu'une rupture de l'estomac peut survenir. On ne doit donc pas hésiter dans ce cas, d'ailleurs extrêmement rare, à se servir d'une pompe stomacale. Si on n'avait pas cet instrument à sa disposition, on pourrait le remplacer par une grosse seringue, armée d'une sonde œsophagienne, ainsi qu'on le pratique dans les cas d'empoisonnement ou d'asphyxie par submersion.

Dans des cas complétement opposés, les vomissements, loin de ne pouvoir être provoqués, sont au contraire incessants, incoërcibles ; après avoir rejeté les substances alimentaires, l'estomac continue opiniâtrément ses efforts et fatigue le Malade par ses contractions douloureuses.

Il faut combattre cette irritation consécutive par l'abstinence absolue de toute espèce de boisson. On fera prendre au Malade de petits fragments de glace qu'il laissera fondre dans sa bouche : on prescrira quelques gouttes de laudanum qu'on administrera soit dans une cuillerée à café d'eau sucrée, soit sur un morceau de sucre ; enfin on recommandera un repos absolu.

Quant aux troubles intestinaux, les coliques et les déjections alvines continuent quelquefois, alors que les matières sont complétement expulsées. On combattra ces coliques et cette diarrhée, par des applications sur le ventre soit de linges très-chauds, soit de cataplasmes émollients arrosés de laudanum, ou bien par des onctions de topiques calmants ; mais le moyen le plus efficace sera un lavement d'amidon et de têtes de pavot.

Si l'Indigestion revêt la forme cholérique, il faudra : interdire complétement l'usage des boissons et tromper la soif du Malade à l'aide de petits morceaux de glace qu'il laissera fondre dans sa bouche ; insister sur les opiacés en potions et en lavements ; faire fréquemment des frictions sèches avec de la flanelle sur les membres et le tronc, pour y rappeler et y entretenir la chaleur, etc.

Quand l'Indigestion se complique d'accidents du côté de l'encéphale, il ne faut pas que la crainte de voir les symptômes cérébraux augmenter par le fait des vomissements arrête le Médecin ; outre que cette crainte est loin d'être fondée, il ne peut être qu'avantageux de voir cesser le plus promptement possible les symptômes gastriques. Les symptômes gastriques sont, en effet, soit la cause, soit le résultat de ces troubles cérébraux : or, dans le premier cas, en supprimant la cause, l'effet disparaîtra ; dans le second, en supprimant l'effet, on supprimera une complication grave, un des symptômes importants, et les phénomènes congestifs de l'encéphale se trouveront notablement améliorés par le fait seul de la cessation des troubles gastriques.

Il faut donc, quand il y a congestion cérébrale, attaquer le mal avec vigueur, d'abord par les moyens que nous avons indiqués ; en même temps, on tâchera de rappeler le sang aux extrémités par des applications de sinapismes. Mais si l'estomac ne peut se débarrasser des aliments, si les accidents cérébraux persistent, si surtout l'état du pouls et d'autres circonstances ne s'y opposent pas, alors n'hésitez pas : saignez le Malade.

La saignée dans l'indigestion est, certes, un moyen exceptionnel et auquel il ne faut avoir recours que dans des cas extrêmement rares ; mais il ne faut pas reculer devant son application dans ce cas, d'autant plus que la saignée est alors un excellent vomitif.

Une fois l'estomac débarrassé, le Médecin se comportera selon les indications que lui fournira l'état du Malade ; selon qu'il aura affaire à une indigestion à forme cérébrale, ou à une indigestion causée par une attaque d'apoplexie.

Traitement consécutif. — Quelles qu'aient été la forme ou l'intensité de l'indigestion, il est sage, une fois le calme rétabli, d'observer un régime un peu sévère pendant un ou deux jours, afin de laisser l'estomac se reposer un peu ; cette précaution est d'autant plus nécessaire que l'indigestion aura été plus grave.

CHAPITRE II

EMBARRAS GASTRIQUE.

L'Embarras gastrique, tel que la plus grande partie des Pathologistes modernes le définissent, est une affection ordinairement apyrétique, caractérisée par un enduit blanchâtre ou jaunâtre de la langue, l'amertume de la bouche, l'inappétence, des envies de vomir, une céphalalgie sus-orbitaire, un état de malaise et d'accablement plus ou moins grands, et, pourrait-on ajouter, par la rapidité avec laquelle tous ces phénomènes morbides cèdent à l'administration d'un vomitif.

Quelques Auteurs ont désigné l'embarras gastrique sous les noms d'état saburral, d'embarras muqueux, de fièvre gastrique saburrale ou muqueuse.... etc.

L'embarras gastrique peut se présenter sous deux

aspects, sous deux formes différentes : l'une bilieuse, qui est de beaucoup la plus fréquente, l'autre muqueuse ; malgré ces deux aspects, la maladie n'en est pas moins la même, car, dans les deux formes, la même médication réussit également bien.

Cependant quelques Médecins ont émis sur la nature de ces deux variétés de l'embarras gastrique des hypothèses qui n'ont pas été généralement admises. Les uns ont vu dans la forme muqueuse une perversion dans la sécrétion de la membrane gastrique et de ses glandes mucipares ; d'autres ont cru à la présence dans les voies digestives d'une humeur viciée qui, en irritant celle-ci, était cause de toute la maladie. Dans la forme bilieuse, les uns ont admis une altération primitive de la bile qui, en raison de ses propriétés nouvelles, était cause des phénomènes morbides, soit qu'elle agisse par contact immédiat sur les organes de la digestion, ou bien médiatement sur l'économie entière après avoir été absorbée. Quelques-uns ont rattaché les troubles de la sécrétion biliaire à une affection primitive des organes digestifs et de leurs annexes, qui expliquerait, d'après eux, les réactions qu'on observe sur les autres systèmes de l'économie. Enfin, d'après Broussais, l'embarras gastrique ne serait autre chose qu'une gastrite : or, il suffit de comparer les symptômes de ces deux maladies pour se convaincre qu'elles diffèrent l'une de l'autre sous plusieurs points ; en outre, les vomitifs qui font disparaître, comme par enchantement, l'embarras gastrique, sont loin d'avoir une semblable efficacité contre la gastrite.

Nous pensons que, dans l'état actuel de la science, il est impossible de donner une solution décisive à cette question de nosologie médicale et qu'il vaut mieux confesser notre ignorance que de se livrer à des idées spéculatives, qui ne sont pas toujours sans danger.

Néanmoins, il est un fait sur lequel tous les Médecins, malgré leur diversité d'opinion sur la nature de l'embarras gastrique, sont d'accord : c'est l'efficacité de la médication vomitive ; elle seule apporte un prompt soulagement au mal ; aussi est-ce à elle qu'il faut avoir immédiatement recours.

Cependant, comme il se rencontre quelques Malades qni ne peuvent consentir, par pusillanimité, à l'administration d'un vomitif ; comme, d'autre part, on se trouve quelquefois en face d'une contre-indication formelle de cette médication, on peut essayer d'abord d'une médication expectante, sauf à arriver ensuite au véritable traitement, aux vomitifs.

Médication expectante. — On prescrira une diète légère ; des boissons acidules et froides ; des potages aux herbes ; très-peu de viande ; des légumes herbacés ; des fruits acidules ; de l'eau rougie en mangeant. On défendra les substances grasses, les ragoûts, les pâtisseries grasses. Dans l'intervalle des repas, le Malade pourra boire de la limonade cuite, de l'eau de Seltz avec du sirop de groseilles : toutes ces boissons seront très-fraîches.

Quelquefois la maladie se guérit ainsi par les seuls efforts de la nature ; mais elle dure alors beaucoup plus longtemps que si on la traite par la médication vomitics.

Médication vomitive. — Comment doivent être administrés les vomitifs?

Il est bon de préparer le Malade à l'action du vomitif, sans toutefois perdre trop de temps. Ainsi le Médecin est appelé dans le courant de la journée et il prescrit un vomitif pour le lendemain matin. Eh bien! le Malade fera bien, le reste de la journée, de ne prendre que des bouillons de veau et de poulet, de la limonade cuite, ou de la décoction de casse et tamarin. En outre, il fera bien de prendre un ou deux lavements émollients pour débarrasser le gros intestin ; il préviendra ainsi les coliques qui accompagnent presque toujours l'action purgative des vomitifs.

Le vomitif que l'on donne de préférence est le tartre stibié, à la dose de 5 à 10 centigrammes. M. Martin-Solon préfère l'ipécacuanha à l'émétique; il le prescrit à la dose de 1 gram. 25 à 2 grammes, et l'administre en deux ou trois fois dans une cuillerée d'eau ou de tisane.

En général, il n'y a pas de raison de préférer l'ipéca à l'émétique. Ils agissent tous les deux de la même manière, c'est vrai; seulement l'action de l'ipéca est moins rapide que celle de l'émétique, mais elle dure plus longtemps ; elle est en outre moins sûre, puisque la poudre d'ipéca, n'étant pas soluble dans l'eau, peut être rejetée entièrement par le premier vomissement. Nous pensons donc qu'on doit donner la préférence à l'émétique dans le cas d'embarras gastrique à forme bilieuse survenant chez un adulte, alors qu'on veut obtenir une déplétion abondante de l'estomac. Mais, si les intestins sont le siége d'un flux muqueux diarrhéique; ou si l'on soupçonne que l'embarras gastrique est dù à la mollesse et à l'atonie de la muqueuse gastrique; si la langue est pàle et blanchàtre; si, enfin, on a affaire à la forme muqueuse, alors il vaut mieux donner l'ipécacuanha; cette poudre, en causant plus d'efforts que de vomissements abondants, sera peut-être plus efficace par les secousses qu'elle déterminera.

Le Malade prendra son vomitif le matin, à jeun. Les 10 centigrames d'émétique seront divisés en trois parts égales et chaque part sera délayée dans un grand verre d'eau tiède ordinaire; on mettra dix minutes d'intervalle entre chaque verre. Ces prescriptions ne sont pas données sans raison; la grande quantité d'eau remplit deux buts : l'un, de rendre les vomissements moins pénibles en ne laissant pas le Malade vomir à vide; l'autre, d'empêcher l'émétique, qui est très-irritant, d'épuiser son action sur un point isolé de la muqueuse gastrique.

Une fois le vomitif administré, on faiclitera le vomissement en donnant au Malade do l'eau tiède; cette eau aura en outre l'avantage d'aider l'action purgative de l'émétique.

Pour les Enfants, on prescrira 10 centigrames d'émétique associés à une potion gommeuse, ou à une potion antispasmodique, si on a lieu de craindre quelques

convulsions; on donnera une cuillerée à café de la potion, de dix en dix minutes, jusqu'à production de trois
ou quatre vomissements; alors, on s'arrétera. Il faut,
pour les Enfants, donner une dose aussi élevée d'émétique, parce que, presque toujours, les jeunes Malades
refusent obstinément de prendre de nouvelles cuillerées de la potion dès que les nausées se manifestent;
d'ailleurs, comme on donne la potion par cuillerées à
café, on s'arrête dès que le jeune Malade a vomi trois
ou quatre fois.

En général, on doit s'abstenir de faire vomir les
Femmes pendant la période menstruelle; mais si les
règles sont laborieuses et peu abondantes; si, au contraire, il survient des pertes dues à l'état bilieux, ainsi
qu'on le voit quelquefois, alors il faut donner le
vomitif malgré le flux utérin.

Quelques Médecins redoutent l'emploi des vomitifs
chez les Femmes enceintes; il résulte cependant de
l'expérience des Accoucheurs que l'on peut prescrire
les vomitifs, dans le cas d'embarras gastrique, pendant
les quatre à cinq premiers mois de la grossesse, à moins
toutefois que l'on n'ait affaire à une femme sujette aux
fausses couches.

Il en est de même pour la Femme qui nourrit : les
vomitifs n'apportent aucune altération et même, le
plus souvent, aucune perturbation dans la sécrétion
du lait.

Ordinairement, quand le vomitif a produit tout son
effet, le Malade se trouve notablement soulagé; néanmoins, il fera bien d'observer un régime un peu

sévère le reste de la journée et de se contenter de bouillons et de potages. Le lendemain, il pourra, le plus souvent, reprendre ses occupations : cependant il devra, pendant quelques jours encore, apporter quelque attention dans la qualité et dans la quantité de ses aliments.

Il arrive quelquefois que l'estomac n'a pas été débarrassé du premier coup et que les mêmes symptômes se reproduisent après l'action du vomitif. On devra alors s'efforcer de se rendre compte de l'inefficacité de la médication et agir en conséquence. Mais, s'il n'y a pas eu erreur de diagnostic, on donnera un nouveau vomitif, en ayant soin de le choisir d'une autre nature que le premier, et on verra très-probablement les phénomènes morbides se dissiper.

Médication purgative. — Il est quelques Médecins qui traitent l'embarras gastrique par les purgatifs ; cette médication est loin d'avoir aussi rapidement raison de la maladie que la médication vomitive. Les purgatifs ne font que s'attaquer à un des symptômes habituels de l'embarras gastrique, à la constipation, laquelle d'ailleurs n'existe pas toujours. Or, il est ordinaire que l'action vomitive de l'émétique soit suivie d'une action purgative, surtout si l'on a soin de faire prendre au malade une quantité de boissons suffisante.

Cependant, si la constipation persiste après l'administration et les effets de l'émétique, on prescrira un léger purgatif : la limonade de Rogé, 30 grammes d'huile de ricin, une potion purgative. Si l'on craint de fatiguer l'estomac du Malade par un purgatif, on prescrira un lavement purgatif.

Saignées. — Quelquefois l'embarras gastrique se complique, chez quelques sujets, d'un état pléthorique très-prononcé, état caractérisé par une céphalalgie plus ou moins vive, de l'insomnie, de l'agitation, un pouls plus plein et plus fréquent, la peau chaude, la face vultueuse, les yeux brillants, etc.

Dans ce cas, qui est d'ailleurs peu fréquent et ne se rencontre que chez les sujets pléthoriques, il est avantageux de faire précéder la médication évacuante par une saignée.

On voit alors se dissiper rapidement, surtout quand le vomitif a produit son effet, les troubles cérébraux, qui ne sont alors que des phénomènes sympathiques de l'embarras gastrique.

6

CHAPITRE III.

GASTRITE AIGUË.

Nous abordons le chapitre le plus difficile de notre ouvrage, au point de vue de la nosologie et des doctrines. Aussi croyons-nous devoir entrer dans quelques considérations sur l'historique de la gastrite, et, quoique nous n'écrivions pas un traité de pathologie, appeler à notre aide l'étiologie, la symptomatologie et la science du diagnostic.

La Gastrite a soulevé une polémique extrêmement vive entre les deux Écoles qui ont jeté un si vif éclat au commencement de ce siècle : l'école physiologique, non-seulement voyait une gastrite dans toutes les maladies de l'estomac, mais prétendait même que la gastrite était le point de départ de toutes les autres maladies. L'illustre Auteur de l'*Examen des doctrines mé-dicales* rattachait à un travail phlegmasique de la muqueuse stomacale toutes les altérations de circulation, de sécrétion, de nutrition et d'innervation dont l'estomac peut être le siége, et même les effets sympathiques si nombreux qu'on observe du côté des voies digestives dans la plupart des maladies. Pour Broussais, la gastrite devint la base de la pathologie tout entière : l'embarras gastrique, la fièvre typhoïde, le choléra-morbus, la fièvre jaune, tout, jusqu'aux tubercules et au cancer, fut rattaché à ce point culminant.

La polémique et les exagérations auxquelles donna lieu cette théorie, soutenue d'ailleurs par un homme doué d'un admirable talent et d'une merveilleuse intelligence, ont cessé, et il en est résulté des travaux consciencieux, des idées neuves et fécondes et, en résumé, une importante modification dans le diagnostic et le traitement de la gastrite.

Dans l'état actuel de la science, l'inflammation de l'estomac, en tant qu'affection *spontanée* et *primitive*, est extrêmement rare ; nous ne nions pas toutefois son existence, nous signalons seulement sa rareté. Remarquez aussi que nous avons souligné les mots spontanée et primitive, car nous ne voulons pas parler ici : ni des gastrites dues à l'ingestion de poisons âcres et irritants, car, dans ce cas, l'inflammation de la muqueuse gastrique est loin de constituer toute la maladie ; ni des gastrites qui surviennent fréquemment dans le cours des maladies chroniques.

Cette distinction étant bien établie, nous croyons que

l'on prend très-souvent les symptômes de l'inflammation pour ceux de l'éréthisme. Nous nous expliquons :

L'éréthisme est la susceptibilité morbide que contracte un organe par suite de la privation ou de l'insuffisance de ses stimulants physiologiques ou naturels; les stimulants physiologiques de l'estomac, ce sont les aliments; le stimulant physiologique de tout l'organisme, c'est le sang.

Or, nous pensons que toutes les causes qui appauvriront le sang, soit médiatement, soit immédiatement, auront pour résultat inévitable de produire l'éréthisme de l'estomac.

Quelles sont les causes principales susceptibles d'appauvrir le sang? Ce sont : 1° des causes inhérentes à l'organisme, telles que, pour le sexe féminin : la prédominance du système nerveux, que l'éducation ne fait qu'accroître encore; la puberté, l'établissement imparfait ou difficile de la menstruation, l'aménorrhée, l'état puerpéral, l'âge critique; 2° des causes dynamiques, telles que l'exercice immodéré ou insuffisant de certaines fonctions, c'est-à-dire les travaux excessifs de l'esprit, les passions, les chagrins, les excès de toutes sortes, les veilles, le défaut d'aliments de bonne qualité, ou une alimentation insuffisante; 3° des maladies antécédentes ou actuelles, telles que la plupart des névroses, presque toutes les maladies aiguës et les fièvres, les dégénérescences tuberculeuse et cancéreuse, les cachexies paludéenne, syphilitique, saturnine, mercurielle; les pertes de sang, soit traumatiques, soit symptomatiques d'une affection quelconque; enfin la chlorose.

Toutes les fois que le sang aura été appauvri par une ou plusieurs des causes que nous venons d'énumérer, alors sera rompue cette pondération, cet équilibre entre le sang et les nerfs, entre la force d'assimilation et les phénomènes nerveux. Plus, en effet, le système sanguin, plus l'appareil musculaire, plus la force plastique ont de développement et d'activité : plus le système nerveux et les actes qui en émanent sont fixes, silencieux, réguliers, coordonnés. Plus, au contraire, le système nutritif et les phénomènes végétatifs sont pauvres et languissants, plus la quantité du sang est diminuée, plus ce liquide est dépouillé par une des causes ci-dessus indiquées de ses parties organisables et réparatrices, plus l'appareil musculaire est affaibli : plus aussi les phénomènes nerveux sont mobiles, exaltés et irréguliers. Car dans la machine humaine, la force et la puissance naissent de l'harmonie dans les fonctions; la faiblesse et l'impuissance, du défaut d'équilibre.

Prenons un exemple qui nous est suggéré par M. le professeur Trousseau.

« Rien de si commun que de voir des Femmes dont les règles sont trop abondantes, ou reviennent plusieurs fois par mois, être tourmentées de maux de nerfs. Ces accidents ne tardent pas à troubler les digestions, à suspendre l'ordre et l'activité des fonctions nutritives. La plasticité du sang en est encore affaiblie et les ménorrhagies augmentées; de sorte que, de cette aggravation indéfinie de la cause par les effets, résultent un délabrement et un désordre, une perversion fonctionnelle et une débilité radicale, au milieu desquels il est fort difficile de démêler les indications réelles du traitement. Ce qui ajoute encore à l'obscurité et à l'embarras, c'est que presque toujours quelques phénomènes morbides symptomatiques et secondaires semblent devoir attirer tout l'intérêt, toute l'attention, et servir de fondement au diagnostic. L'estomac et ses fonctions fournissent bien souvent l'occasion de pareilles erreurs.

» L'estomac, ou plutôt le centre épigastrique, ce *sensorium commune* du sens vital, est en effet le foyer d'où s'élèvent le plus de spasmes, de douleurs, de troubles fonctionnels. Ce centre épigastrique est aux fonctions vitales et naturelles ce que le cerveau est aux fonctions de relation. Il est, pour ainsi dire, chargé de résumer et d'exprimer le malaise et la souffrance des autres viscères. Ainsi, dans l'état de santé parfaite, c'est de lui que naît la sensation de la faim, c'est lui qui transmet au *sensorium* le sentiment de ce besoin essentiel, besoin qui n'est pourtant particulier à aucun organe spécialement, dont tous sont en souffrance, mais qu'un seul a le privilége et la mission d'exprimer.

» Voilà donc ce viscère, dont les actes devaient toujours s'accomplir à l'insu du *moi,* qui, maintenant que l'économie éprouve une disette de ses matériaux réparateurs, entre le premier en *éréthisme.* Il ressentira et réfléchira la souffrance générale, et il n'y aura pas de sensations anomales et douloureuses, de phénomènes insolites, dont il ne puisse être le siége. Si, parmi ces phénomènes, prédomine, comme cela est commun, la douleur à l'épigastre, augmentée par la pression, les pesanteurs, les crampes, la souffrance de ce viscère après le repas; si surtout ces accidents sont accompagnés de palpitations, de céphalalgie, d'oppressions; à plus forte raison, si la Malade y perçoit une sensation de chaleur, d'irritation brûlante, si elle a des rapports nidoreux et alimentaires, etc..... n'en doutez pas, le mot *gastrite* sera prononcé : les mots sangsues, diète, eau de gomme, laitage, bouillon de poulet, le suivront, comme l'ombre le corps. Et qu'arrivera-t-il? Que la Malade, un instant soulagée, ne tardera pas à être tourmentée de désordres généraux et d'éréthisme local plus considérables; que le lait lui-même passera plus difficilement; puisque c'est la loi de l'éréthisme que plus la soustraction du stimulus normal est grande, plus la faiblesse augmente, ainsi que la susceptibilité; la plus légère pression de l'épigastre pourra déterminer des convulsions; des pleurs, des cris, la perte de connaissance. Tout cela confirmera le diagnostic : on croira que la gastrite a fait des progrès, malgré le traitement antiphlogistique, et l'on trouvera dans cette circonstance une nouvelle indication pour y insister avec plus d'activité ; ainsi de suite pendant des mois, des années, comme nous l'avons vu trop fréquemment. »

On peut apprécier par cet exemple, la filiation des influences que le sang et les nerfs exercent réciproquement l'un sur l'autre. Mais il arrive malheureusement trop souvent qu'il n'est pas toujours aussi facile, que dans le cas que nous avons cité, de reconnaître la cause des phénomènes morbides de la digestion. C'est alors qu'il n'est pas de trop de toute l'expérience du Médecin, de toute son attention, de tout son tact médical, pour arriver à discerner la véritable cause et poser un diagnostic positif et fécond en indications thérapeutiques !

Examinons maintenant les diverses médications que l'on doit opposer à une gastrite aiguë, bien et dûment constatée.

Médication antiphlogistique. — Pour peu que la gastrite ait quelque intensité, on devra recourir aux émissions sanguines.

La *saignée* ne sera nécessaire que dans les cas où le mouvement fébrile est très violent, la douleur épigastrique très-vive et que l'on a affaire à un sujet pléthorique. On fera même bien alors de ne faire d'abord qu'une saignée peu abondante, sauf à y revenir si la fièvre ne diminue pas.

Mais, le plus souvent, il sera préférable d'avoir recours à une application de quinze ou vingt *sangsues* sur l'épigastre, sangsues qu'on pourra remplacer, si l'on veut, par huit ou dix *ventouses scarifiées*. Cette émission sanguine, que l'on renouvellera s'il est nécessaire, est presque toujours suivie d'une amélioration très-sensible dans l'état du Malade.

On fera bien, une fois les sangsues tombées ou la scarification opérée, de recouvrir l'épigastre de *cataplasmes* émollients : ces topiques, outre leur action de bain local, auront encore l'avantage d'entretenir un léger écoulement de sang, que l'on arrêtera quand on le jugera convenable. Si le poids des cataplasmes était difficilement supporté par le Malade, à cause de la douleur épigastrique, on pourrait les remplacer par des compresses imbibées d'une décoction émolliente, arrosées de quelques gouttes de laudanum, et recouvertes de taffetas gommé pour en conserver l'humidité et la chaleur.

On retirera aussi un grand avantage de l'emploi presque quotidien d'un *bain tiède*, dans lequel le Malade restera au moins une heure. Il en résultera pour l'organisme un bien-être, une détente, une sédation notables; car, quoique le bain intéresse principalement la peau, l'impression qu'en reçoit celle-ci est sympathiquement partagée par tous les organes, et l'absorption du liquide rend de plus en plus profonde cette première action, dont la qualité dominante est sédative, adoucissante, tempérante, antispasmodique.

L'usage de ces bains sera très-salutaire; mais pour cela il faut qu'ils soient bien administrés. La température de l'eau sera en rapport avec la sensibilité du Malade : elle devra être, en général, de 30 à 32 degrés centigrades. On surveillera les effets immédiats de l'immersion, les sensations qu'en éprouvera le Malade, afin de savoir si on prolongera ou non la durée du bain et si on continuera à le prescrire. Il est à remarquer que, plus d'une fois, on n'obtient pas tous les avantages qui sont attachés à l'emploi de la médication balnéaire, parce qu'on ne fait pas durer assez longtemps l'action du bain, ou qu'on n'insiste pas assez longtemps sur son administration

Médication vomitive. — Ce n'est que très-rarement que l'on doit avoir recours à cette médication. Ce ne doit être que dans les cas très-rares où les premiers accidents se manifestent après une digestion laborieuse, une véritable indigestion, qu'on peut regarder comme, sinon la cause véritable, du moins la cause occasionnelle de la maladie. En pareille circonstance, il peut être indiqué de débarrasser l'estomac le plus tôt possible des aliments qui sont devenus pour lui, par une mauvaise digestion, de véritables corps irritants. Encore vaudra-t-il mieux ne pas avoir recours à l'émétique et solliciter les vomissements par l'ingestion d'une quantité suffisante d'eau tiède et la titillation de la luette, ainsi que nous l'avons précédemment indiqué à propos du traitement de l'Indigestion ordinaire.

Médication purgative. — La constipation est assez souvent un des symptômes de la gastrite aiguë. Comme il est utile, dans toute espèce de phlegmasie, d'entretenir la liberté du ventre, on commencera par donner de simples lavements émollients. Si, après l'emploi de ce moyen plusieurs fois renouvelé, la constipation persiste, on prescrira un laxatif : 30 grammes d'huile de ricin ou une potion laxative quelconque. Seulement, on aura soin de s'abstenir de purgatifs salins,

dont l'action sur l'estomac pourrait éveiller les phénomènes d'irritation.

Médication narcotique. — Si les douleurs
épigastriques sont très-vives, les vomissements fréquents
et très-pénibles, on ordonnera des narcotiques : 30
grammes de sirop diacode, 3 centigrammes d'extrait
thébaïque, ou bien des lavements laudanisés, dont
l'action antivomitive paraît être très bien établie.

Boissons. — On prescrira d'abord des boissons
dites délayantes : l'eau gommée, la décoction de racine
de guimauve, l'infusion de fleurs de mauve; mais les
Malades éprouvent ordinairement de la répugnance
pour ces tisanes et ils leur préfèrent les boissons acidules froides. Comme il n'y a aucun inconvénient à
accéder à ce désir, on conseillera de l'eau fraîche,
additionnée de sirop de groseilles ou de framboises,
ou de cerises, de la limonade cuite, de l'orangeade ; la
sensation agréable de fraîcheur que ces boissons procu-
rent et l'action directement antiphlogistique et tempérante qu'elles exercent auront d'excellents effets. Seulement, le Malade ne devra boire que très-peu à la
fois, par petites gorgées, sinon il réveillera les nausées
et les vomissements.

Régime. — La question du régime, dans la gastrite
aiguë, est très-importante, tant à cause du siége de la
maladie que de sa nature. L'abstinence la plus absolue,
tant qu'existent la fièvre, les douleurs épigastriques

vives et les vomissements bilieux répétés, est de rigueur. La digestion ne saurait alors s'effectuer, et tout aliment, tant léger fût-il, ne servirait qu'à augmenter l'irritation. Aussi les Malades se soumettent presque toujours d'eux-mêmes à une diète sévère.

D'ailleurs voyez ce qui arrive si le Malade conserve un peu d'appétit ; si un sentiment de malaise lui fait croire qu'il a faim, qu'il a besoin d'aliments ; si, par les suggestions d'un faux raisonnement, plutôt que par instinct, il se décide à manger, les aliments ingérés ne tardent pas à déterminer un surcroît d'irritation, de la pesanteur, de la douleur, des éructations, des nausées et bientôt des vomissements.

Il faudra donc, dans les premiers temps, jusqu'à ce que la période d'acuité soit passée, s'en tenir aux boissons que nous avons indiquées. Puis, on prescrira des décoctions d'orge, de riz, de pommes, de pruneaux ; du lait plus ou moins étendu d'eau ; des bouillons de poulet ou de veau. On passera ensuite aux panades, aux bouillons gras, aux potages. On ne permettra l'usage des aliments solides qu'après s'être bien assuré de la tolérance de l'estomac et de l'état des forces digestives. On débutera alors par les substances les plus légères et les plus digestibles, et surtout par celles qui, étant digérées dans le duodénum en grande partie, mettent peu en jeu les fonctions de l'estomac : telles sont les substances féculentes. Puis on donnera un peu de poulet rôti, des gelées de viande, du poisson. Ce n'est qu'alors que le Malade pourra boire un peu de vin de Bordeaux et d'eau de Seltz.

S'il veut éviter les récidives, si fréquentes dans cette
maladie, il devra apporter pendant longtemps encore
une très-grande attention dans le régime. Il trouvera
dans la première partie de cet ouvrage des indications
sur ce sujet important.

CHAPITRE IV.

GASTRITE CHRONIQUE.

La Gastrite chronique est une maladie caractérisée, symptomatiquement, par divers troubles des fonctions digestives analogues à ceux de la gastrite aiguë, mais d'une moindre intensité et d'une plus longue durée ; et, anatomiquement, par des altérations variées de couleur, de consistance et d'épaisseur des membranes gastriques et particulièrement de la membrane muqueuse, altérations semblables à celles produites communément par l'inflammation dans divers organes de l'économie, altérations qui ne s'accompagnent de la présence d'aucun tissu nouveau ou différent de ceux qui existent normalement dans l'organisme.

Par cette définition, un peu longue, mais nette et complète, nous séparons la gastrite chronique de la gastralgie et du cancer de l'estomac. Pour nous, la gastrite chronique, constamment liée à un degré plus ou moins prononcé d'hyperhémie, conserve un caractère franchement inflammatoire, décelé par la nature de ses symptômes, par l'heureuse influence du traitement antiphlogistique, par la nature des lésions cadavériques et par ce fait capital que, succédant elle-même très-souvent à une gastrite aiguë, elle peut, sous l'influence d'une excitation, d'une irritation nouvelle suffisante, repasser facilement à l'état aigu.

Médication antiphlogistique. — Il arrive quelquefois que, à la suite d'un écart de régime, ou sous l'influence de causes en apparence très-légères, les symptômes prennent un certain caractère d'acuité : la douleur épigastrique devient beaucoup plus vive, les nausées et les vomissements plus fréquents.

A ces symptômes passagers de gastrite aiguë, il faudra opposer, temporairement, les antiphlogistiques. On prescrira : une application de 15 à 20 sangsues au niveau de l'épigastre, ou bien, si le Malade est trop affaibli et que l'on redoute pour lui une émission sanguine, 8 ou 10 ventouses sèches ; des cataplasmes laudanisés, ou des compresses imbibées d'une décoction émolliente; des boissons mucilagineuses, féculentes, gommeuses, acidules, le plus souvent froides, appropriées d'ailleurs au goût du Malade; enfin un régime sévère, tel que nous l'avons indiqué à propos de la gastrite aiguë.

Médication narcotique. — La douleur épigastrique présente souvent des exacerbations, sans qu'on puisse les attribuer à un état phlegmasique. Il faut alors avoir recours aux narcotiques : ces médicaments ne s'attaqueront pas à la maladie elle-même, mais ils atténueront un de ses principaux symptômes, la douleur, et préviendront ainsi, le plus souvent, les nausées et les vomissements qui en sont l'effet ordinaire.

On commencera par des cataplasmes largement arrosés de laudanum, ou des compresses imbibées de décoctions de plantes narcotiques. Puis on donnera des quarts de lavement d'eau de guimauve, avec addition de 10 ou 12 gouttes de laudanum. Enfin, si ces moyens ne réussissent pas, on appliquera, au niveau de l'épigastre, un petit vésicatoire de la grandeur d'une pièce de 1 franc; une fois le derme mis à nu, on saupoudrera la plaie de chlorhydrate de morphine.

Remarquez que nous conseillons d'appliquer les narcotiques au dehors, plutôt que de les porter, au moyen de potions ou de pilules, dans l'estomac lui-même. Dans l'état d'inflammation chronique auquel nous avons affaire ici, l'expérience apprend que cette méthode est préférable. D'ailleurs, il est parfaitement démontré que la rapidité de l'absorption est plus grande par la peau dénudée que par l'estomac et que, à doses égales, les effets sont plus puissants.

Médication révulsive. —Comme dans la plupart des inflammations chroniques, on obtient de très-bons résultats en déterminant une révulsion, c'est-à-dire une inflammation aiguë de la peau, soit passagère, soit durable, dans le voisinage de l'organe malade. Sous l'influence de cette irritation cutanée artificielle, on voit presque toujours les symptômes de l'inflammation chronique s'améliorer et se transformer en ceux d'une dyspepsie plus accessible aux agents thérapeutiques.

Dans les cas légers, on pourra d'abord s'adresser aux rubéfiants appliqués sur l'épigastre, les sinapismes, les fomentations avec de l'ammoniaque plus ou moins étendue d'eau, le liniment volatif camphré. Seulement, il faudra en réitérer l'usage pendant quelques jours avant de renoncer à leur emploi.

Si l'on présume que les symptômes d'inflammation se compliquent de quelques phénomènes gastralgiques, on pourra essayer de l'électricité, cet énergique modificateur de la sensibilité. On promènera donc le pinceau électrique sur l'épigastre : on obtiendra une rubéfaction assez intense, d'ailleurs peu douloureuse. On aura ainsi le double bénéfice de la rubéfaction cutanée et de l'action thérapeutique de l'électricité.

Mais les révulsifs les plus efficaces ici, ceux dont il faudra le plus attendre, ce sont la pommade stibiée et surtout l'huile de croton tiglium. .

Avec la pommade stibiée, on fait des frictions sur l'épigastre jusqu'à ce qu'il y ait une éruption suffisante de boutons, éruption que l'on rend permanente par des applications successives du topique irritant. On détermine ainsi et on entretient aussi longtemps qu'on le juge à propos, une révulsion continue, que l'on active ou que l'on modère à volonté, et qui exerce sur la gastrite chronique une heureuse influence.

L'huile de croton tiglium donne encore de meilleurs résultats. On peut l'employer de plusieurs manières : soit pure ; soit mélangée avec deux ou trois fois son poids d'huile d'amandes douces ; soit sous forme d'emplâtre dont on fait un sparadrap.

Cet agent révulsif est précieux, car il ne cause pas de douleurs aussi vives que beaucoup d'autres irritants ; ce qui est important, car il vaut mieux, dans le cas qui nous occupe, que la révulsion consiste en un afflux de sang, en des phénomènes vasculaires, plutôt qu'en des phénomènes nerveux.

L'huile de croton détermine sur la peau une rubéfaction assez intense, suivie, au bout de quelques heures, d'une éruption confluente de petites vésicules transparentes ; le Malade éprouve en même temps une démangeaison, une cuisson plus ou moins vives : si cette petite sensation douloureuse est trop vive, on la calme très-aisément en saupoudrant la peau rubéfiée de poudre de riz ou d'amidon.

Il est bien rare que l'on ne constate pas une amélioration notable après une ou deux applications de cet utile révulsif.

Nous indiquons seulement les vésicatoires, les cautères, les sétons, les moxas, pour signaler le danger de leur emploi contre la gastrite chronique. Dans cette affection, il faut en effet préférer les révulsifs qui déterminent seulement la congestion, la rubéfaction de la peau, l'afflux de sang, effets qui sont essentiellemen en rapport avec le mode pathologique qu'il s'agit de combattre. Ici, on aggraverait la maladie, en se servant de révulsifs tels que les vésicatoires qui mettent à nu les papilles nerveuses de la peau, qui suscitent des symptômes d'irritabilité, qui excitent au lieu de transposer.

Médication purgative. — Nous ne ferons que répéter ici ce que nous avons déjà dit à propos de gastrite aiguë. La diarrhée est un symptôme excep-tionnel, dû le plus souvent à une autre affection qui vient compliquer la gastrite, ou dont la gastrite est une complication. Ordinairement il y a de la constipation : on la combattra, non pas par des potions ou des eaux purgatives, dont l'action irritante serait nuisible en passant par l'estomac, mais simplement par des lavements émollients ou même légèrement purgatifs.

Régime. — La direction du régime de la gastrite chronique est des plus difficiles. Le Médecin se trouve en effet placé entre deux écueils : trop nourrir le Malade et s'exposer à réveiller les symptômes inflammatoires; trop prolonger la diète, prescrire trop longtemps une alimentation insuffisante, et s'exposer ainsi à déterminer une anémie préjudiciable. Or, nous ne pouvons poser de règle absolue, car il faut tenir compte : de l'état général du Malade, de son âge, de son sexe, de sa constitution; de l'état des fonctions digestives; des résultats obtenus par les diverses médications; de la façon dont sont supportés tels aliments, telles boissons. C'est donc par une série d'essais, de tâtonnements qu'il faudra procéder.

D'ailleurs il est ordinaire que, une fois les symptômes d'inflammation chronique dissipés, la maladie qui
nous occupe se transforme en une des dyspepsies qui
feront l'objet des chapitres suivants.

CHAPITRE V.

ULCÈRE SIMPLE DE L'ESTOMAC,

C'est à M. le professeur Cruveilhier que revient l'honneur d'avoir signalé le premier l'Ulcère simple de l'estomac, d'avoir distingué et différencié cette affection du cancer, et d'en avoir nettement indiqué les symptômes, le diagnostic et le traitement. Quelques années plus tard, M. Rokitanski en Allemagne, M. Bennett en Écosse et M. Luton en France : vinrent confirmer les travaux de notre illustre Savant et ajoutèrent quelques traits au tableau qu'il avait tracé.

On comprend de quelle importance il est d'établir un diagnostic positif entre l'ulcère simple et le cancer, le cancer étant incurable, l'ulcère étant au contraire susceptible de guérison, surtout s'il est soumis à un traitement convenable. Aussi doit-on apporter le plus grand soin dans le diagnostic différentiel de ces deux affections.

Cette maladie consiste essentiellement en une ulcération *non cancéreuse* et susceptible de guérison. Elle est analogue, au point de vue anatomique, aux aphthes qui se forment dans la bouche, ou aux ulcérations intestinales de la fièvre typhoïde. Elle a pour caractère spécial de s'étendre insensiblement en largeur et en profondeur de façon à déterminer, malheureusement trop souvent, soit une érosion des nombreux vaisseaux qui se ramifient dans l'épaisseur des tuniques de l'estomac, et alors il se déclare une hémorrhagie, soit une perforation de l'organe, et alors il survient une péritonite le plus souvent mortelle. Cependant ce travail ulcératif peut s'arrêter, et la preuve, c'est qu'on observe des cas assez nombreux de guérison, et que d'ailleurs on trouve à l'autopsie de sujets, morts d'autres maladies, des traces évidentes de cicatrisation d'anciens ulcères.

Le traitement de cette affection est donc très-important. Or, les travaux des Savants que nous avons cités sont tellement complets et laissent si peu à y ajouter, que nous ne croyons pas pouvoir mieux faire que d'y puiser directement les indications thérapeutiques.

Traitement de M. Cruveilhier. — « Je commence par laisser reposer l'estomac pendant vingt-quatre heures ; l'abstinence doit être complète et s'étendre quelquefois même sur les liquides aussi bien que sur les solides. S'il y a douleur à l'épigastre, une application de sangsues sera faite dans le premier jour, et suivie d'un bain de plusieurs heures.

» Le lendemain, je fais essayer la diète lactée ; le lait sera pris immédiatement après qu'il vient d'être trait, à la dose de quelques cuillerées, toutes les quatre heures, ou à des intervalles plus considérables, si l'estomac ne demande pas. Quelquefois la diète lactée réussit comme par enchantement ; d'autres fois, le lait ne passe point ; alors il faut le couper avec un peu d'eau de chaux, d'eau de gruau, ou l'édulcorer légèrement. Souvent du lait bouilli ou écrémé passe mieux que le lait naturel, le lait froid mieux que le lait chaud, le lait très-chaud mieux que le lait tiède. Il n'est pas rare de voir le lait fatiguer l'estomac ; hâtons-nous alors d'y renoncer, pour y revenir plus tard.

» La diète gélatineuse ou féculente lui est souvent substituée avec avantage. Elle se compose de bouillons de veau ou de poulet, de gelées ; ou bien de fécules de maïs, de riz, d'avoine, d'orge ; de pommes de terre cuites à l'eau, ou au lait, ou au bouillon de poulet. Le point essentiel est de trouver un aliment que l'estomac puisse supporter, et l'instinct du Malade nous dirige souvent beaucoup mieux que tous les préceptes.

» L'eau gazeuse simple a pu seule passer chez des Malades dont l'estomac repoussait toute espèce d'aliment ou de boisson.

» J'ai eu quelquefois à me louer de la magnésie calcinée, de la poudre d'yeux d'écrevisses donnée dans une cuillerée d'eau ou de lait.

» Rarement l'opium a été utile, même dans les cas de vives douleurs.

» Le sucre doit être en général proscrit; cependant je me suis bien trouvé de faire promener dans la bouche du sucre cristallisé, avant et après le repas, pour augmenter la sécrétion de la salive.

» La température des aliments est aussi importante à surveiller que leur qualité ou leur quantité. La température très-chaude et très-froide m'a paru convenir beaucoup mieux que la température tiède.

» Des bains gélatineux tempérés, de deux, trois ou quatre heures, sont un auxiliaire très-puissant. J'ai observé qu'un bain de trois ou quatre heures produit des effets bien plus avantageux que trois ou quatre bains d'une heure.

» Une remarque très-importante, c'est de ne pas trop prolonger la diète adoucissante, et de se relâcher de la diète sévère prescrite dans les premiers temps. Il arrive même une époque où les stimulants, tels que le gibier, réussissent beaucoup mieux que les viandes blanches et les légumes herbacés. »

Traitement de M. Rokitanski. — Comme M. Cruveilhier, il a une grande confiance dans la diète lactée. Il recommande une application de sangsues, s'il existe des douleurs vives dans la région épigastrique; puis il veut qu'on ait recours au carbonate de magnésie et à l'eau de chaux dans du lait. Ces médicaments peuvent être administrés : le sel de magnésie à la dose de 4 à 8 gram., et l'eau de chaux à la dose de deux cuillerées dans une tasse de lait, une ou deux fois par jour.

M. Rokitanski propose en outre d'appliquer sur la région épigastrique des cautères, des moxas, ou bien d'y faire des frictions avec la pommade d'Autenrieth, avec de l'huile de croton, ou toute autre substance irritante.

Il recommande des tisanes de camomille et de menthe et pense que, si le lait ne peut pas être supporté, on peut le remplacer avec avantage par des bouillons, des décoctions mucilagineuses ou des panades.

Enfin dans le traitement de l'hématémèse, il a recours à des moyens analogues à ceux que nous indiquons au chapitre VII de notre ouvrage.

Traitement de M. Bennett. — « Les remèdes dont j'ai retiré le meilleur effet dans le traitement de l'ulcère simple de l'estomac, sont : le repos, un régime sévère, le bismuth et l'opium en pilules ou en poudre et l'application locale du froid ou de la chaleur suivant les sujets. On observe souvent que le simple séjour au lit dans un hôpital suffit pour amener une amélioration sensible. J'ai fait aussi la remarque que les malades qui se remuent, vont et viennent, se promènent, souffrent plus que ceux qui gardent le lit, principalement au début de la maladie. Le repos dans une posture commode doit donc être recommandé.

» La nourriture consistera en farines féculentes, en bouillon gras et en lait, administrés à petites doses et fréquemment. Si l'estomac ne les supporte pas à une température chaude, on les fera prendre froids. Si malgré cela, les vomissements continuent, il sera nécessaire de suspendre toute alimentation pendant un jour ou deux. Lorsque le malade va mieux, on ne doit augmenter la quantité des aliments solides qu'avec la plus grande prudence. Lorsque l'épuisement par défaut de nourriture est arrivé à son comble, il faut employer les lavements nutritifs.

» La soif est un symptôme auquel il faut faire grande attention ; elle doit être apaisée à l'aide de petits morceaux de glace que le malade fera fondre dans sa bouche, ou bien en lui faisant boire à petits coups partie égale de lait et d'eau de chaux mélangés.

» La douleur est calmée par l'opium et le bismuth mêlés, sous forme de pilules ou de poudre. L'application de corps chauds ou, au contraire, d'un mélange réfrigérant de glace et de sel marin sur l'épigastre sera aussi utile en pareil cas. »

CHAPITRE VI.

CANCER DE L'ESTOMAC.

Le Cancer de l'estomac est, comme tous les autres cancers, une dégénérescence spécifique des parois de cet organe, dégénérescence consistant en la formation d'un tissu hétérologue vasculaire qui, fatalement, s'étend, se ramollit et entraîne des lésions mortelles dans les tissus qui lui servent de support. C'est le résultat d'un état morbide général ou diathèse, et il consiste tout à la fois dans la maladie générale et dans la maladie locale, d'où résultent des symptômes fonctionnels spéciaux.

Nous n'écrivons pas un traité de pathologie ; nous n'avons donc pas à parler ni de la nature, ni des causes, ni des symptômes, ni du diagnostic du cancer de l'estomac. Qu'il nous soit permis cependant de faire une remarque.

M. le professeur Velpeau s'exprimait ainsi en 1854 : « Un résultat important a été obtenu ; on peut admettre comme démontré dès à présent que sur *quatre cents* cas de tumeurs confondues sous le titre de cancer, il y en a près de *cent* qui ne sont pas cancéreuses et qu'il est possible maintenant de distinguer au lit du malade. De nouvelles études, les progrès naturels de la science, permettent d'élever encore ce chiffre. Il y a lieu d'espérer que les Chirurgiens pourront un jour réduire de beaucoup encore le cercle du véritable cancer. » Nul doute qu'il n'en soit de même en médecine, et que l'avenir ne nous réserve à cet égard des résultats tout aussi importants que ceux auxquels est parvenue la Chirurgie.

Il arrive souvent, en effet, que l'on prend pour un cancer de l'estomac une autre affection de cet organe, dont les principaux symptômes offrent avec le cancer de nombreuses analogies : nous voulons parler de l'ulcère simple. Depuis plusieurs années, nous voyons cette dernière maladie se multiplier de plus en plus, non pas qu'elle soit en réalité plus fréquente, mais parce qu'elle est plus fréquemment reconnue, diagnostiquée et séparée ainsi du cadre du cancer.

C'est pourquoi le Médecin, mis en présence d'un sujet lui offrant tous les signes d'une affection carcinomateuse de l'estomac, ne doit pas encore désespérer : il doit traiter et combattre les symptômes jusqu'à la fin, sans jamais abandonner tout espoir ! Qui sait s'il n'a pas affaire à un ulcère simple? Nos plus illustres maîtres ne se sont-ils jamais trompés dans leurs diagnostics? La nature valide-t-elle toujours leurs pronostics?

Traitement curatif.— *Narcotiques.*— Storck, en 1761, publia ses expériences sur la ciguë et en vanta les effets extraordinaires dans le traitement des cancers. Bientôt la ciguë fut l'objet d'un enthousiasme tel, que bientôt ces éloges mensongers ne trouvèrent plus de créance et que ce médicament tomba dans un discrédit peut-être trop complet. Cependant Récamier et Prus, en France, revinrent à l'emploi de la ciguë : Récamier pensait que son emploi, joint à une diète assez sévère, est une des meilleures médications qu'on puisse mettre en usage contre le cancer de l'estomac; Prus, dans un cas surtout rapporté par Barras, s'était efforcé d'établir l'efficacité de ce médicament. Depuis, de nombreux essais ont été faits dans les hôpitaux et en ville, mais les espérances que Storck, Prus et Récamier avaient fait concevoir se sont malheureusement beaucoup amoindries. Si donc la ciguë a une action sédative incontestable sur les symptômes douloureux du cancer, il est admis maintenant que son action curative est tout au moins hypothétique. Néanmoins, comme son inanité n'est pas prouvée, on devra essayer : soit les pilules de ciguë, soit les applications sur l'épigastre de cataplasmes, ou plutôt d'emplâtres de ciguë.

La belladone, la jusquiame, la morelle, l'aconit ont été préconisés par Bayer, Hufeland, Paul d'Yvoire, qui prétendent avoir obtenu de très-bons résultats de ces narcotiques.

Les narcotiques, à titre d'agents curatifs du cancer, ont une valeur très-douteuse ; comme agents palliatifs, comme calmants, leur efficacité est incontestable : ils soulagent notablement les Malades, apaisent les crises douloureuses et rendent, par cela même, de très-grands services. Nous y reviendrons plus bas.

Antispasmodiques. — Janin, Prus, Bayle, ont vivement recommandé l'eau de laurier-cerise, l'assa fœtida, la valériane, les pilules de Méglin, l'éther, le castoréum, le musc. Tous ces antispasmodiques exercent une action réelle contre les douleurs épigastriques et les vomissements et, à ce titre, sont très-recommandables. Mais il n'est pas prouvé qu'ils s'attaquent à la nature du mal et même qu'ils puissent seulement en modifier la marche.

Berndt dit avoir guéri un squirre de l'estomac par des lavements d'acide prussique, auxquels plus tard il joignit de la belladone. Il suffisait que ce médicament fût dangereux, pour qu'on l'essayât dans le traitement du cancer : il suffisait qu'il eût été essayé, pour qu'on voulût citer quelques cas de guérison. Mais, si nous nous en rapportons à MM. Becquerel et Andral, nous dirons que l'acide cyanhydrique, souvent dangereux, est presque toujours inutile.

Mercuriaux. — Holscher prétend avoir guéri un cancer du pylore par de simples frictions mercurielles et l'application de quelques moxas sur la région épigastrique.

Or. — Chrestien, Wendt, Hennemann, signalent des succès obtenus, soit au moyen de pilules d'hydro-chlorate d'or, soit par des frictions sur la langue avec des sels d'or.

Iodures. — Barras prescrivait à l'intérieur et à l'ex-térieur l'iodure de potassium. M. Meyer administre à l'intérieur ce médicament, qu'il regarde comme spéci-fique contre les douleurs et contre les vomissements les plus rebelles.

Ferrugineux. — Le carbonate, la teinture d'hydro-chlorate, la limaille de fer, ont été mis en usage contre le cancer. M. Fuzet-Dupouget a publié un article sur l'emploi de l'oxyphosphate de fer, article où il assure avoir obtenu des effets très-avantageux de l'emploi de ce médicament, qu'il prescrit à la dose de 15 à 50 cen-tigrammes trois fois par jour.

Arsenicaux. — Parmi les médecins qui attaquèrent les cancers superficiels par l'application de pâtes ou de pommades arsenicales, il en est plusieurs qui crurent devoir traiter la diathèse par l'usage interne du même médicament. M. le professeur Thompson, de Londres, a particulièrement préconisé, dans le traitement de la diathèse cancéreuse, l'usage à l'intérieur de l'iodure d'arsenic. M. Boudin, le savant Médecin militaire, pense qu'une saturation arsenicale de l'économie, ha-bilement conduite, avec le soin d'éviter, de provoquer des phénomènes d'intolérance, pourrait, dans le trai-tement de la diathèse cancéreuse, donner des résultats qu'il n'était pas permis de demander à l'empirisme de l'ancien mode d'administration des préparations arsenicales. En effet, si l'on considère que ce Médecin a pu, dans quelques cas particuliers et au moyen du fractionnement, porter la dose d'acide arsénieux jusqu'à 18 centigrammes par jour et continuer cette dose pendant six semaines, sans le moindre accident, on comprend que l'Arsenic pourrait bien n'avoir pas dit encore son dernier mot dans la thérapeutique du cancer. (Trousseau.)

Parmi tous les médicaments que nous venons d'examiner rapidement, il n'en est aucun qui ait une valeur sérieuse, positive. Tous cependant ont été préconisés par leurs auteurs comme étant à peu près spécifiques; mais les nombreux essais qui ont été maintes fois tentés par les Médecins des hôpitaux, soit à l'hôpital même, soit en ville, sont venus détruire les espérances qu'avaient fait concevoir les guérisons de cancers, qui n'étaient probablement que des gastralgies ou des ulcères simples.

Mais si la nature ne nous a pas encore révélé le véritable agent curatif du cancer, nous avons tout au moins le pouvoir de soulager des souffrances souvent très-vives, de faire cesser des symptômes fort incommodes, et peut-être aussi de rendre moins rapides les progrès de la maladie.

Traitement palliatif. — *Douleurs épigastriques*. — Il faut les combattre par les narcotiques et les révulsifs.

Nous avons déjà parlé de la ciguë; si son action curative est au moins douteuse, son action narcotique est des plus manifestes; on pourra donc en prescrire l'extrait, à la dose de 10 à 25 centigrammes par jour. Il en est de même de la belladone, de l'eau de laurier-cerise, de la valériane, de l'assa fœtida, du musc, de l'éther et du chloroforme : tous ces médicaments sont tellement usuels, leurs propriétés calmantes sont si connues, que nous ne faisons que les indiquer. Cependant l'expérience a démontré que, parmi les calmants, les préparations opiacées sont encore celles dont l'effet est le plus assuré et le plus constant; on prescrira donc, pour tous les soirs, une pilule d'extrait thébaïque de 3 à 5 centigrammes, et si les douleurs sont trop vives, on les calmera par une cuiller à café de sirop d'acétate de morphine. On pourra même alors appliquer sur l'épigastre un petit vésicatoire volant; que l'on entretiendra et que l'on saupoudrera tous les jours de 2 à 5 centigrammes de chlorhydrate de morphine.

Nous avons déjà parlé des révulsifs à propos des gastrites; leur action est ici la même. Ce sont : des vésicatoires volants dont on réitère plus ou moins souvent l'application; ou bien, un vésicatoire permanent; des cautères, des moxas, des sétons; des frictions avec l'huile de croton ou la pommade d'Autenrieth. Ces divers révulsifs peuvent rendre de véritables services : le tout est de les appliquer avec discernement.

Vomissements. — Ordinairement, les agents thérapeutiques, susceptibles de calmer les douleurs épigastriques, préviennent et combattent en même temps le vomissement. Mais il en est d'autres qui ont une effi·cacité, sinon plus grande, du moins plus directe; nous voulons parler des Eaux gazeuses ou des liquides contenant une assez forte proportion d'acide carbonique : telles sont les Eaux de Seltz et de Vichy et la potion de Rivière. L'Eau de Seltz est tempérante, rafraîchissante ; elle apaise la soif ; elle provoque et facilite la digestion, prévient et modère les vomissements ; nous ne saurions trop la recommander, car très-souvent c'est la seule boisson que l'estomac cancéreux puisse supporter. L'Eau de Vichy, quoique tenant en dissolution une quantité moindre de gaz, mérite d'être essayée, car elle possède en outre l'avantage de pouvoir agir comme fondant. La potion de Rivière, quoique donnant lieu à un grand dégagement d'acide carbonique, ne doit que rarement être prescrite et dans le cas seulement de vomissements répétés ; cette potion n'étant, en définitive, qu'une sorte d'Eau de Seltz artificielle dont les éléments chimiques ne sont mis en présence que dans l'estomac, l'acide, destiné à agir sur le bicarbonate, agit aussi sur la muqueuse et peut ainsi être une cause d'irritation.

Nous avons vu déjà, dans les chapitres précédents, que les vomissements sont souvent calmés, soit par des boissons glacées, prises par cuillerées à café à quelques minutes d'intervalle, soit par un petit morceau de glace que le Malade laisse fondre dans sa bouche. On devra donc essayer de ces moyens, qui, quoique très-simples, n'en sont pas moins utiles.

Éructations acides. — Ce symptôme est assez fréquent et fatigue beaucoup les Malades : nous le rencontrerons dans la gastralgie et dans la dyspepsie acide et nous exposerons alors en détail la médication qu'il convient de lui opposer. Nous nous contenterons donc ici d'en énumérer seulement les divers agents; ils agissent chimiquement, en neutralisant l'excès d'acidité gastrique par leur nature alcaline. Ce sont : le bicarbonate de soude, la magnésie, le sous-nitrate de bismuth, l'eau de chaux, la poudre d'yeux d'écrevisse; les **Eaux** alcalines de Vichy, Ems, Soultzmatt, Pougues, Alet, Contrexeville, Saint-Galmier, constituent la façon la plus commode d'administrer les alcalins.

Dyspepsie. — Elle n'a rien de spécial, malgré la cause organique dont elle est symptomatique. Nous renvoyons donc au traitement des dyspepsies. Nous ferons seulement observer que, dans le cas particulier qui nous occupe, on doit éviter de prescrire les alcooliques sous quelque forme que ce soit, les excitants et généralement tous les élixirs stomachiques.

CHAPITRE VII.

HÉMATÉMÈSE.

L'Hématémèse, ou vomissement de sang, est un phénomène symptomatique de plusieurs états morbides; mais ici nous voulons envisager surtout celle qui est produite par une lésion organique de l'estomac : c'est le plus souvent une érosion, due à un cancer ou à un ulcère simple, qui a atteint une artère et presque toujours un des nombreux rameaux de la coronaire. Bien entendu, nous ne devons pas nous occuper du diagnostic de la gastrorrhagie en elle-même, c'est-à-dire de l'épanchement de sang dans l'estomac, non plus que de celui de l'hématémèse et de l'hémoptysie. Nous admettons le diagnostic bien et dûment établi, et nous ne voulons que signaler les divers moyens que le Médecin peut employer pour combattre cet accident souvent redoutable.

Saignée. — Da saignée est recommandée par plusieurs Auteurs, par Hoffmann, Storch, Bang, dans le cas de gastrorrhagie active. Mais qu'est-ce au juste qu'une gastrorrhagie active? comment poser le diagnostic de l'espèce? Là est la difficulté! Il nous semble plus simple de ne pratiquer la saignée que dans le cas où l'on a affaire à un sujet fort, vigoureux, pléthorique, ou bien si la gastrorrhagie est supplémentaire, comme il arrive parfois chez les femmes; l'état du Malade et la cause de la gastrorrhagie fourniront de meilleures indications que les idées, toujours un peu théoriques, de sthénie et d'asthénie.

La saignée, une fois indiquée, doit-elle être copieuse ou bien peu abondante et alors fréquemment répétée? L'expérience conseille dans ce cas de tirer peu de sang à la fois, d'affaiblir le moins possible le Malade, qui n'est déjà que trop disposé à l'anémie. Quelques Médecins ont proposé de pratiquer la saignée, le Malade étant debout, de façon à déterminer une syncope, s'il est possible; l'arrêt de la circulation qui a lieu alors peut quelquefois suffire pour suspendre définitivement l'hémorrhagie ou, tout au moins, pour donner aux autres moyens employés le temps d'agir. Il ne faudrait recourir à cette pratique hardie, qui expose le Malade à une syncope peut-être mortelle, que dans les cas désespérés, alors que tout aurait été essayé en vain. Il vaut mieux ici, pour détourner le sang qui se porte vers l'estomac, s'adresser non pas à la saignée, mais bien plutôt aux révulsifs proprement dits.

Révulsifs.—Presque au même titre que la saignée, mais en même temps comme dérivatifs, on peut appliquer des ventouses scarifiées sur la région épigastrique, ou bien 25 à 30 sangsues à l'anus; comme moyen révulsif et dérivatif, on peut appliquer soit un certain nombre de ventouses sèches à la base de la poitrine, soit divers moyens de révulsions sur les membres inférieurs, tels que : de larges sinapismes ou des pédiluves sinapisés, les grandes ventouses du Dr. Junod, la ligature des membres, faite au-dessus des coudes et des genoux, etc.

Réfrigérants. — Les réfrigérants, si utiles dans toutes les hémorrhagies, ont ici l'avantage de pouvoir être appliqués directement sur la surface exhalante. On devra donc prescrire : de l'eau glacée, prise par cuillerées à café, à de courts intervalles; des fragments de glace que le Malade laissera fondre dans sa bouche. Un très-bon moyen d'administrer la glace à l'intérieur, consiste à la donner *râpée* en poudre homogène; le Malade l'avale par petites cuillerées, soit telle quelle, soit mêlée à quelques gouttes de sirop de groseilles.— On devra, en même temps, appliquer sur l'épigastre une vessie remplie de glace. Seulement, nous croyons devoir faire observer que ces applications froides, au lieu d'être continues et permanentes, ainsi qu'on le fait d'ordinaire, sont bien plus efficaces si elles sont subites et de courte durée, et séparées par des inter- valles qui permettent à la peau de se réchauffer : on peut alors recommencer à plusieurs reprises et déter- miner chaque fois une vive sensation de froid.

Dans le cas où le Médecin n'aurait pas de glace sous la main, signalons l'heureuse application que M. Voillemier fit de l'éther dans un cas d'épistaxis grave : ce Chirurgien couvrit le front d'une compresse, sur laquelle il versa un flacon d'éther ; la volatilisation rapide de ce liquide détermina un refroidissement su- bit qui arrêta l'hémorrhagie.

Enfin on pourrait essayer, sur la foi d'Hoffmann, de faire plonger les pieds et les mains du malade dans de l'eau glacée : ou bien, d'après Kinglake, d'appli- quer une vessie remplie de glace sur le scrotum, ou sur les mamelles, application qui détermine un ébran- lement brusque et profond de toute l'économie. Ainsi appliqué, le froid agit surtout comme perturbateur.

Acides. — Comme dans la plupart des hémorrha- gies, on a conseillé ici les acides étendus d'eau ; les plus employés sont : les sucs de citron et de grenade, l'oxycrat, la limonade sulfurique ou l'Eau de Rabel. Frank se loue beaucoup d'un mélange de pulpe de ta- marin avec de la gomme arabique et du sucre.

Astringents. — Les plus employés sont : l'acétate de plomb administré, soit seul à la dose de 15 à 25 centigrammes, soit associé à d'autres médicaments ; l'extrait de monœsia, doué de propriétés astringentes

très-puissantes ; l'extrait de ratanhia, recommandé par
M. Havy ; l'ergot de seigle, ou l'ergotine, dont les effets
hémostatiques sont si connus ; le tanin.

Les astringents et les acides, très-utiles pour arrêter les hémorrhagies capillaires qui se font à la surface
du corps, ont une action beaucoup moins certaine
contre la gastrorrhagie.

Narcotiques. — On peut les administrer, non pas
comme hémostatiques directs, mais comme calmants,
comme stupéfiants ; on ne doit pas craindre, par conséquent, d'en élever un peu la dose. On prescrit généralement l'opium, en potion ou en lavement, et surtout
la jusquiame, que Vogel a préconisée.

Vomitifs. — Shéridan conseille d'employer les vomitifs, et, à l'appui de son opinion, il rapporte deux
cas d'hématémèse qui ont cédé à l'administration de
l'ipéca à la dose de 15 centigrammes toutes les heures.

Il semble, tout d'abord, que les efforts des vomissements devraient, par les contractions des tuniques
musculeuses et par la compression à laquelle est soumis l'estomac par le diaphragme, augmenter l'hémorrhagie. En admettant que, dans les deux cas cités par
Shéridan, ce soit à l'ipéca qu'il faille attribuer l'arrêt
de l'hématémèse, ne pourrait-on pas expliquer cette
action hémostatique des vomitifs par la perturbation
nerveuse que ces agents suscitent dans l'économie, par
cet état de syncope et de malaise se manifestant par la
pâleur, la tendance aux lipothymies, la sueur froide,

la petitesse du pouls et le refroidissement des extrémités.

Nous croyons, avec MM. Trousseau et Pidoux, que les vomitifs administrés à dose contro-stimulante, sont des sédatifs immédiats des plus énergiques, comparables seulement à la saignée et au froid. Mais la saignée exerce une spoliation qui ne permet pas, surtout ici où les Malades sont ordinairement anémiés, d'y recourir souvent et longtemps ; tandis que le trouble causé par les vomitifs enraye et trouble les actions nerveuses seulement, et laisse l'économie avec toute sa capacité fonctionnelle. Si donc, en répétant l'emploi du vomitif on soutient l'action sédative, et si on entretient aussi longtemps que possible l'état du malaise et la tendance à la syncope, le Malade sera dans le cas d'un homme qui aurait fait d'abondantes pertes de sang, mais qui pourrait les réparer à l'instant même, puisque la réaction et l'harmonie se rétabliront dès que le Médecin le voudra.

Traitement de l'hématémèse à ses diverses périodes. — Nous venons d'exposer le traitement de la gastrorraghie pendant les vomissements de sang ; mais dans les intervalles que doit-on faire ? Cela dépend des cas.

Si l'on parvient, par l'appréciation des symptômes généraux et par la percussion, à constater que l'hémorrhagie continue à se faire dans l'intérieur de l'estomac, il faut, non pas essayer d'empêcher les vomissements qui sont d'ailleurs suspendus pour le moment, mais

8.

s'efforcer d'arrêter l'hémorrhagie dans sa source. Dans ce but, on placera le Malade dans un lit bien frais et de telle façon qu'il y soit presque assis; la chambre sera naintenue à une température aussi fraîche que possible; après avoir éloigné toute cause d'émotion morale, le Médecin s'efforcera, par son calme et par un air rassuré, de relever le moral abattu du Malade ; il lui recommandera le repos le plus absolu, lui défendra toute espèce de mouvement.

Si on reconnait que l'hémorrhagie interne ne continue pas, mais si on observe de l'anxiété et de la pesanteur épigastrique, état que l'on puisse attribuer à la présence de caillots dans l'estomac, faut-il en débarrasser cet organe? Non; à quoi bon? La gêne qu'ils peuvent causer n'est rien comparée au danger qu'il y aurait, en provoquant le vomissement, à réveiller la gastrorrhagie; l'estomac s'en débarrassera plus tard. Agissez comme dans le cas précédent.

Si le vomissement a complétement cessé, le rôle du Médecin n'est pas fini. Il doit, en effet, d'abord rétablir les forces du Malade, puis s'efforcer de combattre la cause même de la gastrorrhagie. L'anémie sera combattue par les moyens ordinaires, les divers toniques et analeptiques de la matière médicale et de l'hygiène. Quant au traitement des causes de la gastrorrhagie, comme nous avons dit, au début de cet article, que nous ne voulions nous occuper que des hématémèses dues à des affections de l'estomac, nous renvoyons d'une part aux traités de Pathologie pour les gastrorrhagies symptomatiques soit de la suppression des règles, soit de la grossesse, soit du scorbut, et, d'autre part, aux chapitres précédents, où nous avons exposé le traitement du cancer et de l'ulcère simple de l'estomac.

CHAPITRE VIII.

GASTRALGIE.

La Gastralgie, considérée comme une simple névrose de l'estomac, est une maladie qui n'est réellement bien connue que depuis ces derniers temps. Ce n'est pas qu'auparavant les Médecins n'aient parlé, dans leurs écrits, de gastralgie, de cardialgie, de gastrodynie, etc.; mais, sous ces noms, ils décrivaient toutes les affections de l'estomac donnant lieu à une douleur. plus ou moins vive : témoin les douze espèces de cardialgie admises par Franck.

Aujourd'hui on réserve le nom de gastralgie aux maladies de l'estomac caractérisées par des douleurs gastriques, ordinairement vives et intermittentes, et par des troubles de la digestion, mais sans altération organique; affection essentiellement nerveuse et se distinguant facilement de toutes les autres maladies de l'estomac.

La gastralgie ainsi comprise, par quel traitement doit-on la combattre? Ce traitement variera : 1° selon que le Médecin sera appelé auprès d'un Malade en proie à un accès de douleurs gastralgiques ; 2° selon qu'il aura affaire à une gastralgie idiopathique ; 3° selon que la gastralgie sera symptomatique de la Chlorose.

I. — CRISES GASTRALGIQUES.

On est appelé en toute hâte auprès d'un Malade habituellement atteint de gastralgie, et qui, pour le moment, vomit et se trouve en proie à de vives douleurs épigastriques. La première et principale indication est de calmer, d'engourdir la douleur. L'opium est le meilleur et le plus sûr moyen; mais, comme le plus souvent le Malade ne peut ingérer quoi que ce soit sans le vomir imédiatement, on devra, selon que les douleurs seront plus ou moins vives, faire prendre en lavement 8 à 15 gouttes de laudanum de Sydenham dans une centaine de grammes de véhicule; si les souffrances ne se calment pas au bout de 15 à 20 minutes, on renouvellera la même dose; si même on le juge nésaire et si l'on n'observe aucun signe de narcotisme, on pourra encore une troisième fois administrer 6 à 8 gouttes de laudanum.

On a aussi conseillé, dans les cas de crises très-violentes, et lorsque l'organisme ne présente aucune contre-indication, de chloroformer le Malade, de le plonger et de le maintenir quelques minutes dans le sommeil anesthésique. Ce sera au Médecin à opter entre ces deux moyens.

En même temps qu'on administrera l'opium, on placera sur l'épigastre des linges très-chauds que l'on renouvellera fréquemment : ce moyen si simple est presque toujours suivi des meilleurs effets. On donnera à boire quelques cuillerées d'infusion de tilleul ou de feuilles d'oranger. Enfin, si la crise se prolonge, on fera bien de plonger le Malade dans un bain tiède et de l'y laisser le plus longtemps possible.

Cette médication suffira toujours pour calmer les crises gastralgiques. C'est alors qu'il faudra en prévenir le retour, c'est-à-dire combattre la gastralgie proprement dite.

II. — GASTRALGIE IDIOPATHIQUE.

Médication antiphlogistique. — C'est ici, plus que jamais, que se trouve vérifiée la vérité de cet aphorisme d'Hippocrate : *Naturam morborum curationes ostendunt :* oui, c'est par les effets du traitement que l'on juge sainement d'une maladie ! Nous avons déjà vu bien des fois, dans les chapitres précédents, le symptôme douleur épigastrique céder à l'application des antiphlogistiques, soit des ventouses scarifiées, soit des sangsues. En bien ! ici, la même médication, le même traitement appliqué contre le même symptôme ne fait que l'aggraver, au lieu de le calmer. Cela tient à ce que, dans les autres maladies dont nous avons exposé précédemment le traitement, la douleur est due à une irritation plus ou moins notable et coïncide avec des phénomènes vasculaires ou un travail morbide des parois de l'estomac : les émissions sanguines locales sont alors rationnelles et produisent d'excellents effets. Mais ici, nous sommes en présence d'une névralgie aussi, de même que contre toutes les autres affections de cette nature, le traitement antiphlogistique non-seulement échouera, mais ne fera même qu'augmenter le mal.

La pierre de touche du traitement servira donc à discerner la gastrite, ou toute autre maladie de l'estomac donnant lieu à un afflux de sang, de la gastralgie consistant en une névrose douloureuse de l'estomac, une sorte d'éréthisme, une douleur *sine materia*. Nous avons déjà développé cette idée dans les préliminaires du chapitre de la gastrite aiguë : nous y renvoyons le lecteur.

Concluons seulement : les émissions sanguines doivent être entièrement rejetées du traitement de la gastralgie.

Vomitifs. — Le vomissement traité par le vomissement réussit souvent très-bien quand ce symptôme est dû à une irritation plus ou moins vive, aiguë ou chronique de l'estomac ; c'est ce que nous avons vu à propos de l'embarras gastrique et de la gastrite chronique. Mais contre les vomissements symptomatiques de la gastralgie, non-seulement les vomitifs échouent, mais ils rendent même les vomissements plus fréquents. Nous croyons, en effet, avec MM. Trousseau et Pidoux, que les vomitifs guérissent les vomissements en déterminant une irritation substitutive, à peu près de la même façon que le nitrate d'argent guérit les écoulements et le sulfate de cuivre les ophthalmies. Aussi pensons-nous que les cas, cités par quelques Auteurs, de vomissements gastralgiques guéris par l'ipéca étaient, non pas symptomatiques d'une gastralgie, mais bien plutôt d'un embarras gastrique, ou d'une gastrite chronique. Nous rejetons par conséquent les vomitifs.

Purgatifs. — La constipation est un symptôme habituel et quelquefois très-rebelle de la gastralgie. On a donc cru devoir prescrire des purgatifs. Mais l'expérience démontre que les drastiques et même les laxatifs, administrés par la bouche, exercent sur l'estomac une influence fâcheuse, en augmentant les douleurs épigastriques.

Il sera donc préférable d'agir directement sur le gros intestin, soit par des suppositoires au beurre de cacao, soit par des lavements. Mais les lavements ne doivent pas être pris d'une façon inconsidérée : les lavements émollients, à la graine de lin, à l'eau tiède, à l'eau de guimauve ou de son, outre qu'ils occasionnent quelquefois des coliques flatulentes très-incommodes, ont l'inconvénient de perpétuer la constipation ; l'intestin s'habitue à ce lavage journalier, sa tunique musculaire perd de sa tonicité et de sa contractilité, et il finit par ne plus pouvoir agir par lui-même; aussi plus le Malade prend des lavements, plus il est forcé d'en prendre, et il finit par ne presque plus pouvoir s'en passer.

On remédiera à cet inconvénient en faisant usage du lavement suivant : on versera dans un vase un jaune d'œuf; on ajoutera progressivement et en ayant soin de remuer avec une spatule, trois cuillerées d'huile d'amandes douces; enfin on additionnera ce mélange de huit à dix cuillerées d'eau tiède; le tout doit représenter en volume la valeur d'un verre ordinaire. Nous ne saurions trop recommander l'emploi de ce petit lavement, dans les cas de constipation habituelle; sans avoir les inconvénients que nous avons reprochés aux lavements ordinaires, il n'en a pas moins une efficacité très-grande.

Barras fait remarquer que les personnes qui ne vont à la selle que rarement et avec de grandes difficultés, s'imaginent qu'elles sont *échauffées* et qu'il n'y a que les aliments rafraîchissants qui puissent faciliter les garde-robes ; ce qui les engage à ne manger que des légumes, du poisson, des fruits, etc., et à s'abstenir de viandes dans la crainte de s'échauffer de plus en plus. « Eh bien, dit Barras, changez l'alimentation de ces Malades; faites-leur prendre avec mesure des potages gras, des œufs à la coque, des viandes rôties, des légumes au jus, du bon vin rouge, et vous verrez que les évacuations alvines se rétabliront parfaitement bien. »

9

Antispasmodique.— Comme la gastralgie consiste en des spasmes et des crampes de l'estomac, on conçoit sans peine que l'on ait eu surtout recours à cet ordre de médicaments.

Le sous-nitrate de bismuth a été très-recommandé par Odier, Hufeland, Kopp et par M. le professeur Trousseau. On l'administre à la dose de 1 à 4 grammes, mêlé à une quantité égale de sucre en poudre, que l'on prend en deux ou trois fois par jour dans une cuillerée d'eau; M. Monneret porte la dose de ce médicament jusqu'à 30 et même 60 grammes par jour. Plusieurs de ces Auteurs associent le sous-nitrate de bismuth à d'autres médicaments et le font entrer dans des formules très-compliquées. Nous pensons, avec de vieux Praticiens qui ont bien voulu nous éclairer de leur expérience, qu'il vaut mieux, *en général*, administrer les médicaments isolés : on en saisit mieux les effets et on sait de suite ce qu'il faut en attendre.

La valériane a été conseillée par M. Guibert, qui la donne à haute dose; il en prescrit l'extrait en pilules de 5 centigrammes chaque, en commençant par deux pilules par jour et en élevant graduellement la dose jusqu'à 10 et même 15 pilules; lorsque ce médicament est porté à cette dose, il faut nécessairement en surveiller attentivement l'action.

Le musc, le castréoum, l'eau de laurier-cerise, l'hydrolat d'amandes amères, l'éther, ont été également prescrits et recommandés. Mais, le plus souvent, ces antispasmodiques ayant été administrés associés à d'au-

tres médicaments non moins actifs, il est assez difficile
de préciser la valeur réelle de chacun d'eux. Nul
doute cependant qu'ils n'aient leur utilité.

Narcotiques. — Chomel avait grande confiance
dans la puissance des narcotiques et très-peu dans la
vertu antispasmodique de la plupart des remèdes dé-
corés de ce nom.

Les narcotiques, en effet, exercent sur les douleurs
gastralgiques une heureuse influence ; aussi sont-ils
journellement employés. Leur usage est toujours suivi
d'une amélioration notable; non-seulement ils font
généralement cesser assez promptement le symptôme
douleur, mais ils en préviennent souvent le retour; et
si, en même temps, on dirige avec discernement contre
la maladie et surtout contre ses causes les divers
agents dont il nous reste à parler, on ne tarde pas à
voir survenir un mieux notable et durable.

C'est surtout l'opium et ses sels qui sont le plus
ordinairement prescrits, soit à l'intérieur, soit à l'extérieur.

A l'intérieur, voici la façon dont Chomel prescrivait les
opiacés : lorsque les douleurs gastralgiques surviennent,
soit immédiatement après l'ingestion des aliments, soit
quelques heures après, il leur donne, une demi-heure, une
heure avant le repas, une substance calmante qui modère, endort en quelque sorte l'extrême susceptibilité
de l'estomac et prévient l'impression douloureuse que
ressent ce viscère, soit par le contact des aliments, soit,
ce qui est plus ordinaire, par le travail que ces ali-

ments provoquent. Quant au choix du remède, l'opium est pour lui le roi des narcotiques et ce n'est que par exception et à raison de quelque disposition idiosyncrasique qu'il emploie quelque autre médicament de la même classe. Les pilules d'extrait thébaïque conviennent au plus grand nombre ; celles de codéine aux Malades chez qui l'opium, même à petites doses, provoque des maux de tête ou du narcotisme ; celles de morphine agissent plus fortement et leur dose doit être moins élevée : elles lui ont paru entraver davantage l'action digestive de l'estomac et donner lieu plus souvent à des vomissements. Il réserve l'extrait de belladone et l'extrait de jusquiame pour quelques affections particulières et pour les Malades qui ne supportent pas l'opium et ses préparations ; et ces cas constituent des exceptions peu nombreuses. Ces médicaments sont administrés autant de fois que le Malade fait de petits repas, deux à quatre fois le jour en général, et à doses telles que, dans le principe, la quantité totale ne dépasse pas 2 à 5 centigrammes d'extrait thébaïque en vingt-quatre heures. Mais il ne faut pas hésiter à élever, même rapidement, ces doses, lorsque la résistance et la violence des douleurs le demandent et que l'absence de tout inconvénient produit par les narcotiques le permet. Il n'a pas craint, dans cette maladie, de prescrire graduellement jusqu'à *quinze* et *trente* centigrammes de ces remèdes et plus encore, en vingt-quatre heures, et, dans les formes les plus intenses de la gastralgie, ce n'a été, chez quelques sujets, qu'en s'élevant à ces doses, qu'il a vu le mal être enrayé, les crampes d'estomac perdre de leur acuité et de leur fréquence et la maladie marcher vers une heureuse terminaison.

Nous voyons presque tous les Auteurs, à l'exemple de Chomel, insister sur les avantages des narcotiques. Les sels de morphine ont été recommandés par Sandras, qui a vu des douleurs gastralgiques très vives céder à l'administration, répétée quelques jours, de deux à trois cuillerées de sirop d'acétate de morphine, immédiatement après le repas. M. Szerlecki prescrit avec succès le sirop de codéine; d'autres Auteurs, les sirops ou les pilules de datura, de belladone, ou de jusquiame; on a aussi attribué au lactucarium une très-grande efficacité : nul doute qu'il ne soit utile de l'employer dans quelques cas.

Nous venons de signaler l'utilité des narcotiques en général et des préparations d'opium en particulier; mais l'observation de tous les jours apprend que rien n'est variable comme les effets d'un même narcotique sur des organismes différents et qu'il n'est pas d'organe aussi capricieux que l'estomac d'un Gastralgique. Tel Malade est soulagé par l'opium; tel autre ne peut le tolérer et en éprouve des vomissements; le même Malade verra ses douleurs gastralgiques se calmer par telle préparation narcotique, et, quelques jours plus tard et dans des circonstances analogues, la même préparation sera impuissante, même en augmentant la dose.

Il faut donc, après s'être déterminé à l'usage des narcotiques, faire un choix parmi les nombreuses substances de cette famille, puis choisir la préparation dont l'estomac s'accommodera le mieux. On conçoit qu'on ne puisse pas arriver à ce résultat heureux du premier coup : ce ne sera que par des tàtonnements habilement dirigés qu'on y parviendra.

M. Nonat conseille d'administrer les narcotiques, ainsi que les antispasmodiques, soit peu de temps avant le repas, soit à un moment éloigné du repas : peu de temps avant, une heure ou une demi-heure, quand l'ingestion des aliments est accompagnée de douleurs, de nausées, de vomissements, car il faut calmer la susceptibilité de l'estomac et lui faire tolérer les aliments; plus ou moins longtemps après le repas, lorsque les douleurs gastralgiques se manifestent en dehors des repas, à une époque éloignée de la digestion.

A l'extérieur, on a appliqué les narcotiques sur l'épigastre sous les formes diverses de cataplasmes de feuilles des diverses solanées; de fomentations, de pommades, de liniments, d'emplâtres calmants; mais c'est surtout par la méthode endermique qu'il convient de procéder : l'action narcotique est notablement plus grande et plus prompte. M. Rougier a cité des cas nombreux de gastralgie guérie par l'absorption de quelques centigrammes d'hydrochlorate de morphine. Ainsi que nous avons déjà eu l'occasion de le dire, on applique sur l'épigastre un petit vésicatoire, que l'on panse tous les jours avec 3 ou 5 centigrammes de sel de morphine.

Nous nous résumerons, en disant que les narcotiques

rendent d'excellents services dans le traitement de la gastralgie et que l'on ne saurait trop en recommander l'emploi; ils dissipent en effet le symptôme le plus incommode pour le Malade, la douleur, et ils laissent ainsi au Médecin le temps de s'attaquer à la cause même de la maladie et de prévenir ainsi le retour des crises gastralgiques.

Toniques. — Excitants. — Pendant tout le règne de l'École de Broussais et longtemps encore après, on a été intimement convaincu que toute dyspepsie est une gastrite, et que toute douleur gastrique n'est le résultat que d'une irritation de la muqueuse stomacale. Nous nous sommes déjà assez élevé contre une telle manière de voir, pour qu'il ne soit pas nécessaire de démontrer de nouveau que l'irritation est une cause très-rare de dyspepsie et de douleurs épigastriques. Si nous rappelons cette théorie de l'irritation, appliquée à toute la pathologie de l'estomac et en lui attribuant tous les troubles, ce n'est que pour essayer de réhabiliter une vieille médication, dont nos Pères se trouvaient très-bien, mais que l'École de Broussais, conséquente d'ailleurs avec ses principes, avait impitoyablement bannie.

Nous voulons parler des excitants administrés à l'intérieur sous les noms de stomachiques, cardiaques, anticardialgiques, cordiaux, digestifs, et sous les formes et les associations de substances les plus diverses. L'efficacité même de ces médicaments a été la cause du discrédit dans lequel ils sont tombés. Ce paradoxe s'explique par l'abus que le public a fait des elixirs stomachiques, les appliquant indistinctement contre toute perte d'appétit, due à quelque cause que ce soit, habituelle ou passagère, accompagnée ou non de fièvre, idiopathique ou symptomatique d'une autre maladie ; de là, au milieu de nombre de faits heureux, ces cas où l'emploi inopportun de ces agents aggravait l'état local et l'état général ; de là bientôt, avec les idées Broussaisiennes, une réprobation universelle. N'est-ce pas là d'ailleurs la marche ordinaire des choses d'ici-bas : l'usage, l'abus, la réaction, jusqu'à ce qu'on revienne à un usage modéré ?

Or, c'est précisément à cet usage modéré qu'il convient de revenir. Nous l'avons déjà dit et répété : par la médication débilitante, on perpétue les maladies de l'estomac, en même temps qu'on les rend plus violentes et plus rebelles. Lors donc que, par un diagnostic fait avec soin, on aura constaté l'existence d'une véritable gastralgie, c'est par les toniques, les analeptiques, les amers et les excitants qu'il faudra hardiment l'attaquer. Bien entendu, on devra procéder avec circonspection, avec réserve, avec progression, mais on ne devra pas se départir de ces deux indications : calmer et tonifier.

Les divers agents de la famille des excitants sont si nombreux, les formules en sont tellement variées et ces substances peuvent si aisément se substituer l'une à l'autre, que nous nous contentons de renvoyer le lecteur aux Formulaires et aux Traités de matière médicale. Nous aurons d'ailleurs occasion de revenir sur ce sujet à propos de la Dyspepsie atonique.

Alcalins. — Les aigreurs et le pyrosis accompagnent quelquefois la gastralgie. On combat ces éructations acides et ce pyrosis par l'emploi des alcalins, tels que : le carbonate d'ammoniaque, que quelques Auteurs ont vanté, comme étant une sorte de spécifique, et que Richter prescrivait, associé au sirop de camomille ; le carbonate de potasse, recommandé par Stültz, à la dose de 20 à 30 centigrammes, additionné de 15 grammes d'eau de chaux et pris dans une demi-tasse de lait ; la magnésie, à la dose de 4 à 8 grammes par jour ; enfin les eaux minérales de Vichy, de Pougues, de Néris, d'Ems, etc.

Tous ces médicaments combattent avec efficacité l'acidité des premières voies, mais sont sans effet contre la maladie elle-même, contre la gastralgie.

Nous renvoyons d'ailleurs le lecteur à notre article sur la Dyspepsie acide.

Hydrothérapie. — Plusieurs Médecins, Récamier surtout, ainsi que les Spécialistes, ont recommandé les *affusions froides* contre la gastralgie. Comment agissent-elles ? Est-ce comme sédatives ou comme toniques ? La perturbation qu'elles déterminent n'y est-elle pas aussi pour quelque chose ? Leur efficacité, quel que soit leur mode d'action, n'en est pas moins très-bien établie ; les Médecins spécialistes ont publié un grand nombre d'observations de gastralgies plus ou moins promptement guéries par l'hydrothérapie. Nous croyons que cette médication peut produire d'excellents effets, surtout si le Malade peut aller s'installer

et passer quelque temps dans l'Etablissement même.
Outre qu'il lui sera plus facile de suivre sa cure d'une
façon régulière, il se trouvera, laissant à la porte toute
espèce de soucis et de préoccupations, placé dans un
milieu en général tout différent de son genre de vie
ordinaire ; l'alimentation, quoique simple, y est toujours substantielle ; les conditions hygiéniques diverses
excellentes. Aussi croyons-nous que le Malade, placé
dans des conditions qui sont toutes très-favorables,
ne tardera pas à éprouver un mieux sensible dans
son état.

Moyens divers. — Pour être complet, nous devons encore signaler : l'huile de foie de morue, à la dose
d'une cuillerée à bouche, quatre fois par jour, prescrite par Munzuthaler ; les teintures alcooliques de
gaïac et de jusquiame, par Elison ; le nitrate d'argent,
par Johnson et Ruef ; l'iodure de potassium, par
Meyer ; le copalchi, ou quina blanc, qui jouit dans
l'Amérique du Sud d'une très-grande réputation et
avec lequel Starke prétend avoir obtenu de très-grands
succès ; l'extrait de noix vomique, préconisé par
Schmidtmann, et administré à la dose de cinq centigrammes toutes les trois heures ; la pepsine, que l'on
prescrit quand on suppose que les crises gastralgiques,
déterminées par la présence des aliments, sont dues à
un vice dans la quantité ou la qualité des sucs gastriques : on l'administre à la dose de 1 gramme associé
ou non à 1 centigramme de sulfate de morphine, au
commencement du repas ; un mélange de glace râpée

et de sucre en poudre ingéré par cuillerée à café plusieurs fois par jour; l'application sur l'épigastre de
compresses imbibées d'eau glacée; le charbon de bois
de peuplier, dont le docteur Belloc a beaucoup vanté
les avantages; l'électricité, dont plusieurs auteurs ont
constaté les heureux effets; enfin les distractions, les
voyages; les promenades, l'exercice du cheval, la
gymnastique, la chasse, les bains de mer, les Eaux
thermales, qui ont été prescrits avec beaucoup de
succès.

Régime. — On ne saurait, dans le traitement de la
gastralgie, apporter trop d'attention au régime, au
choix des aliments et aux soins hygiéniques. Il faut
mettre en œuvre, non-seulement une bonne nourriture,
mais aussi tous les agents réparateurs et fortifiants que
l'Hygiène met à notre disposition : ces agents, par cela
même que leur action est continue, incessante, déterminent en quelque temps dans l'organisation une modification profonde et surtout durable.

D'une manière générale, la nourriture doit être
tonique, substantielle, réparatrice; car il s'agit, plus de
neuf fois sur dix, de tonifier, de reconstituer un organisme affaibli, appauvri, chez lequel le système nerveux s'est développé outre mesure aux dépens du
système musculaire.

Il faudra d'abord étudier la façon dont l'estomac supporte tel ou tel aliment, tel ou tel genre d'alimentation.
Ainsi, il est des Malades dont l'estomac digère parfaitement certains aliments qui sont considérés par tout

le monde comme très-lourds et presque indigestes, et ne peut supporter certaines substances alimentaires très-digestibles. L'expérience apprend aussi qu'il est des Gastralgiques qui digèrent assez bien, selon que les aliments sont ou très-froids, ou très-chauds; aussi quelques Malades se trouvent très-bien de boire à la glace et de manger froids tous les mets de leur repas; d'autres, au contraire, ne peuvent digérer les aliments qu'autant qu'ils sont brûlants, et qu'ils boivent très-chaud. Barras, dont l'expérience et l'autorité sont si grandes sur ce sujet, a beaucoup insisté sur ce fait et en a cité plusieurs exemples; il recommande beaucoup de prendre en considération les goûts et jusqu'aux caprices des Malades et de les respecter, à moins toutefois qu'ils n'aient pour objet (ce qui se voit quelquefois dans la gastralgie, dans les cas de pica et de malacia) des substances évidemment nuisibles.

Mais une chose essentielle est de rendre, le plus promptement possible, le régime substantiel. Connaissant bien la tolérance de l'estomac, on commencera par faire prendre les boissons et les aliments auxquels il est habitué et qu'il peut supporter; puis, on prescrira des bouillons, des consommés, des jus de viande, auxquels on pourra associer un peu de pepsine, une petite quantité d'un vin généreux; puis, on arrivera promptement aux viandes rouges grillées ou rôties et au menu gibier. Il ne faut pas que les Malades boivent trop : les boissons acides sont mal supportées; le thé, 1 café noir, le café au lait sont nuisibles; il est préférable de faire usage de vins vieux de Bordeaux ou de

Bourgogne coupés avec de l'eau ordinaire, ou, s'il y a des aigreurs, avec une des eaux alcalines de Vichy, de Bussang, de Soultzmatt.

Qu'on ne craigne pas surtout d'aller trop vite dans cette voie : il y a plus de danger à pécher par excès de prudence que par témérité.

Si, en même temps qu'il est soumis à ce régime analeptique, le Malade tranquillise son esprit, ne s'occupe pas de son mal, oublie toute peine morale, réprime toute passion déréglée, évite tout excès de toute nature; si, en même temps, il prend des distractions, se livre à l'exercice du cheval, ou fait des promenades au grand air; si enfin il peut habiter la campagne, ou passer quelques semaines aux Bains de mer ou dans une Station thermale telle que Vichy, Spa, Bade, etc.; alors, nous pouvons hardiment l'assurer, il ne tardera pas à voir ses digestions se faire régulièrement, les troubles nerveux disparaître, ses forces et sa santé se rétablir.

III. — GASTRALGIE CHLOROTIQUE.

Nous n'avons pas besoin de signaler la fréquence de la gastralgie chez les jeunes filles ou les jeunes femmes affectées de chlorose; c'est un des symptômes dont ces Malades se plaignent le plus. Elle mérite surtout de fixer notre attention, parce qu'elle nécessite un traitement tout spécial, dépendant de la cause qui l'a produite. Tandis, en effet, que la gastralgie chlorotique se guérit assez facilement par l'emploi des préparations ferrugineuses, la gastralgie, due à toute autre cause, est presque toujours aggravée par ces mêmes médicaments.

Voici comment MM. Trousseau et Pidoux prescrivent l'emploi des martiaux dans cette forme de gastralgie ·

« Le fer, sous quelque forme qu'on l'administre, est utile dans la gastralgie chlorotique. La limaille d'acier, le fer réduit, l'éthiops martial, le sous-carbonate de fer, l'hydrate de peroxyde de fer, sont employés le plus communément. Au début du traitement, on doit toujours proscrire les préparations solubles de fer, parce qu'elles augmentent souvent la douleur. Les martiaux sont donnés d'abord mêlés à un excipient amer et à quelque préparation aromatique.

» Il arrive quelquefois qu'une dose de fer minime augmente la gastralgie pendant plusieurs jours. Cet accident décourage la Malade; il ne doit pas effrayer le Médecin. Celui-ci continuera aux mêmes doses, jusqu'à ce que la gastralgie en soit au même point qu'avant le commencement du traitement; il pourra aussi associer quelques centigrammes de poudre de belladone aux préparations ferrugineuses. On augmente alors la dose du fer et ainsi de suite, jusqu'à ce que la Malade prenne, à chaque repas, 2 grammes ou tout au moins 1 gramme 50 de limaille. On passera ensuite aux préparations solubles, que l'on continuera jusqu'à la fin du traitement. Du reste, on doit, comme dans le traitement de la chlorose, suspendre et reprendre plusieurs fois l'usage des

ferrugineux, lors même que la gastralgie serait entièrement guérie.

» Quand il y a en même temps gastralgie et pyrosis,
le fer est ordinairement mal supporté. Il convient
alors de donner d'abord, pendant quelques jours, de
la magnésie à dose légèrement laxative, et un peu plus
tard une infusion de quassia amara ou de simarouba.
Après cette médication préalable, les martiaux retrou-
vent toute leur opportunité. »

Il arrive, et cela s'observe surtout chez les Femmes
qui, depuis longues années, ont l'estomac douloureux,
il arrive, disons-nous, que, malgré les préparations
martiales, et lorsque l'appétit et les forces sont reve-
nues depuis longtemps, la gastralgie persiste avec
une opiniâtreté désolante. Les emplâtres, la thériaque,
les frictions avec le cérat au datura ou à la belladone,
les vésicatoires ammoniacaux, simples ou saupoudrés
de morphine, les cautères, les moxas, l'usage interne
du bismuth, de la magnésie, des solanées vireuses, de
l'opium, compléteront alors cette difficile guérison ;
comme aussi ces moyens thérapeutiques sont quelquefois nécessaires au début du traitement, pour diminuer la vivacité des douleurs que le fer augmente
dans certains cas.

CHAPITRE IX.

DYSPEPSIES.

Nous désignons sous le nom de Dyspepsie les troubles persistants des fonctions de l'estomac, consistant en une perturbation soit de l'innervation, soit de la circulation, soit des sécrétions dont cet organe est le siége, troubles pouvant être essentiels, sympathiques, ou symptomatiques.

Il est peu de maladies dont il soit aussi important, aussi essentiel même, pour le Médecin, de bien connaître les causes, afin qu'il puisse instituer un traitement rationnel ; car ici, les relations de cause à effet sont, en général, plus appréciables que dans toute autre affection.

Le Médecin ne saurait donc interroger le Malade

avec trop de soin. Il lui demandera quelles sont les circonstances auxquelles il attribue les premiers dérangements de sa santé; quelle est la nature des troubles digestifs qu'il éprouve; quelles sont les modifications que tel ou tel genre de vie y apporte. Il s'informera surtout du régime que suit le Malade, de la quantité et des qualités hygiéniques des aliments et des boissons dont il fait usage, de la distribution et de l'intervalle des repas. Il examinera l'état des dents, dont le mauvais état est une cause assez fréquente de Dyspepsie; il appréciera, par l'ensemble des symptômes, les altérations qui ont pu survenir dans la quantité ou la qualité de la salive, du suc et du mucus gastriques, du suc pancréatique et de la bile. Il tiendra compte de l'âge, du sexe, du tempérament, de la constitution du Malade; des diathèses, ou des cachexies actuellement existantes, et des maladies antérieures dont il a pu être atteint. Enfin il s'informera discrètement de sa vie morale, des chagrins, des changements de position, des passions, enfin des perturbations qui ont agité son existence: ce sont là des causes très-fréquentes de la maladie qui nous occupe.

Nous sommes intimement convaincu que, d'un examen attentif, tel que nous venons d'en indiquer les principaux points, il ressortira des indications thérapeutiques vraies, naturelles, positives, d'où il sera facile de déduire la médication que l'on doit employer.

Pour mettre un peu d'ordre et de clarté dans l'étude de ce sujet important, nous exposerons d'abord le traitement qui convient à chacune des formes de la Dyspepsie ; puis, afin d'éviter les redites, nous parlerons des agents thérapeutiques qui s'appliquent à plusieurs d'entre elles.

I. — DYSPEPSIE ATONIQUE.

Cette forme de Dyspepsie est caractérisée par la lenteur extrême de la digestion, qui est pénible et languissante ; elle consiste en un sentiment de malaise général, d'embarras et de pesanteur dans la région de l'estomac, en des renvois et des nausées, mais rarement en des vomissements.

La Dyspepsie atonique est très-fréquente ; elle est l'apanage ordinaire des constitutions débilitées et appauvries, de la chlorose, de l'anémie, des cachexies scrofuleuse, syphilitique, saturnine, paludéenne, des convalescences, et presque de toutes les maladies chroniques.

Le traitement doit donc avoir surtout pour but de relever les forces, de tonifier l'ensemble de l'organisme et de faciliter le travail digestif, en sollicitant les contractions de l'estomac et en augmentant la sécrétion des sucs digestifs.

Ce résultat sera atteint par un emploi judicieux des analeptiques, des stimulants, des excitateurs, des toniques et des modificateurs généraux.

I. — **ANALEPTIQUES.** — Nous étudierons sous ce nom :

1° **L'alimentation.** — L'alimentation, dans la

Dyspepsie atonique, doit être peu abondante, mais substantielle.

Les repas seront réduits à deux : le déjeuner, qui aura lieu à dix heures et qui sera le repas principal de la journée; le dîner, qui aura lieu à six ou sept heures, et qui consistera en une simple collation.

Les aliments seront choisis parmi ceux qui sont tout à la fois très-nutritifs et très-digestibles : nous citerons surtout les bons consommés, les viandes rouges rôties ou grillées, le gibier, les œufs peu cuits, les purées de parmentières assaisonnées de jus de rosbif ou de gigot. Ces mets, pris en petite quantité, seront arrosés de vin vieux de Bordeaux. Enfin, au dessert, deux ou trois cuillerées à café de liqueur blanche ou jaune de la Grande–Chartreuse, ou une tasse de thé ou de café (s'il n'y a pas de contre-indication) termineront le repas et en faciliteront la digestion.

D'ailleurs nous renvoyons le lecteur à la première partie de notre ouvrage, dans laquelle nous sommes entré dans de très-longs développements sur tout ce qui regarde le régime.

2° Les nutriments. —Les aliments, introduits dans l'estomac, seraient inutiles pour l'économie et ne nourriraient pas, si les fonctions digestives ne leur imprimaient pas des modifications particulières et ne les transformaient pas en nutriments, c'est-à-dire en produits élaborés, aptes à être assimilés.

Cette transformation des aliments en nutriments pouvant s'effectuer, sous l'influence de sucs digestifs recueillis chez les animaux, aussi bien dans un bocal que dans l'estomac, M. L. Corvisart a eu l'idée hardie d'administrer aux Dyspeptiques des nutriments, c'est-à-dire des aliments tout digérés. Les expériences n'ont été ni assez nombreuses, ni assez concluantes, pour que nous puissions nous prononcer sur la valeur réelle de ce mode d'alimentation.

3° Les nutrimentifs. — Ce sont les ferments naturels, les principes actifs des divers liquides de l'appareil digestif.

Les aliments, pour être rendus absorbables et assimilables, pour se convertir en notre sang, doivent nécessairement subir une série de transformations; or, il est parfaitement démontré aujourd'hui que cette trasmutation de la viande, des légumes, des fruits, du pain, etc., en notre sang, se fait au contact de certains ferments, associés à des acides ou à des alcalis; chaque groupe, chaque espèce d'aliments a ses agents digestifs, ses nutrimentifs particuliers.

Ainsi, les substances azotées, telles que les viandes, ont pour agent nutrimentif la *pepsine,* associée à un acide dilué, et la *pancréatine.* — Les fécules, telles que les légumes farineux et le pain, ont pour modificateur la *diastase* salivaire, dont l'action commence dans la bouche, se continue dans l'estomac par le contact de la salive avalée, et se complète dans l'intestin au contact du suc pancréatique et des sucs intestinaux. — Le sucre des substances sucrées est directement soluble et assimilable, sous forme de sucre de raisin. — Les matières grasses sont émulsionnées dans l'intestin par les *sucs pancréatique, biliaire* et *intestinal* et par les alcalis qui les accompagnent. — Les sels divers, ou bien sont naturellement et directement solubles, ou bien le deviennent par leurs combinaisons avec les acides ou les chlorures alcalins qu'ils rencontrent dans l'estomac.

En présence de ces faits, qui ne sont nullement des hypothèses, mais des vérités dont les vivisections ont bien et dûment établi l'exactitude, il est tout naturel, dans le cas d'impuissance ou d'affaiblissement des organes digestifs, d'effectuer la digestion des aliments dans l'estomac des Dyspeptiques à l'aide des ferments naturels, des nutrimentifs, empruntés aux animaux.

Mais parmi les ferments qui concourent au travail de la digestion, un seul peut être employé : c'est la pepsine.

Quant à la pancréatine et à la bile, on ne peut les employer, parce que :

1° La pancréatine et la pepsine réunies se neutralisent, se détruisent réciproquement. Aussi, la digestion stomacale, opérée par la pepsine, et la digestion intestinale, opérée par la pancréatine, ne peuvent-elles s'élaborer qu'à la condition expresse que ces deux ferments, que ces deux nutrimentifs soient séparés ; et ils le sont en effet, physiquement, par le pylore et, chimiquement, par l'action neutralisante que la bile exerce sur le surplus du suc gastrique qui passe de l'estomac dans l'intestin. — On ne peut donc donner de la pancréatine, puisque non-seulement elle serait détruite dans l'estomac par la pepsine, mais que ce serait en outre contraindre l'estomac à une dépense de suc gastrique inutile, improductive, puisqu'elle ne servirait qu'à neutraliser de la pancréatine ;

2° La bile, qui n'est autre chose qu'un savon à base de soude imprégné de matière colorante et de substances amères, est également décomposée par le suc gastrique, qu'elle neutralise aussi elle-même. Tous les deux, isolés, sont très-actifs; mis en présence, ils s'entre-détruisent. — On ne peut donc pas non plus introduire dans l'estomac une substance qui détruit le pouvoir digestif du suc gastrique, la pepsine; on ne peut pas, pour opérer la digestion des substances grasses, qui se fait dans l'intestin, rendre impossible dans l'estomac la digestion des viandes et des substances azotées.

La *pepsine*, qu'il nous reste à étudier, est le principe actif du suc gastrique; elle se trouve contenue dans les glandules de l'estomac des animaux vertébrés; on l'extrait et on la conserve par une série de préparations qui exigent beaucoup de soins : aussi est-il difficile de se procurer de la pepsine parfaitement pure.

C'est au docteur L. Corvisart, en 1851, que revient l'honneur d'avoir introduit ce précieux agent dans la thérapeutique; il en fixa la forme, le mode d'emploi, les doses et les circonstances qui en réclament l'usage.

Ainsi que nous l'avons déjà fait pressentir, la pepsine est indiquée dans les cas où, l'estomac étant altéré dans sa sécrétion, les digestions sont laborieuses, imparfaites ou impossibles; alors que l'on ne peut pas alimenter les Malades, parce que leur estomac ne peut ni digérer, ni même supporter aucun aliment; alors que l'alimentation n'étant pas suffisante, il survient peu à peu de l'amaigrissement, de la débilité, de la consomption.

La meilleure forme sous laquelle on puisse administrer la pepsine, est celle de poudre amylacée, acidulée ou non selon les cas. On donne cette poudre,
à la dose de 1 gramme, au commencement du repas,
soit dans une cuillerée de potage, soit enveloppée dans
une hostie ; dans le cas d'insuffisance, on donne une
seconde dose, vers la fin du repas. Lorsque la digestion est non-seulement lente, laborieuse, mais qu'elle
s'accompagne de douleurs, de crampes, on ajoute à
chaque dose de pepsine 1 centigramme de chlorhydrate
de morphine.

Prise sous forme de poudre, la pepsine est dans les
meilleures conditions pour conserver toute son activité,
toute sa vertu ; mais elle a une saveur et une odeur
qui répugnent à quelques personnes, aux Femmes et
aux Enfants surtout. Dans le cas où les Dyspeptiques
ne peuvent s'habituer à la poudre, on peut leur donner la pepsine sous forme d'élixir (Élixir de pepsine
de Mialhe) dont on prend un verre à liqueur au commencement du repas : cette préparation, agréable à
prendre, a une action presque égale à la poudre amylacée de pepsine.

II. — Stimulants. — Les stimulants digestifs sont :
1º Les *Epices*, telles que la cannelle, la vanille,
le girofle, la muscade, le poivre, le piment, la moutarde, etc. Les épices agissent par les huiles volatiles
ou les résines qu'elles renferment ; ingérées à petite
dose, elles échauffent l'estomac, activent la circulation,
élèvent la température du corps ; elles irritent les

glandes salivaires, gastriques et intestinales, augmentent leurs sécrétions, et facilitent ainsi la dissolution et la transformation des aliments ; en même temps, elles ajoutent au sang une huile essentielle excitante qui active toutes les fonctions, surtout les fonctions cérébrales. Elles ne fournissent au sang aucun élément utile, mais elles agissent indirectement en stimulant toutes les fonctions ;

2° Le *Thé* et le *Café,* dont nous avons exposé précédemment les propriétés digestives ;

3° Le *Vin* et les *Liqueurs,* sur les qualités hygiéniques desquels nous avons également appelé l'attention ;

4° Les *Eaux gazeuses* de table renfermant de l'acide carbonique libre, telles que les eaux de Seltz, de Saint-Galmier, de Condillac.

L'action de ces divers stimulants nous paraît s'exercer d'une double manière : par l'excitation directe qu'ils déterminent sur les tuniques gastro-intestinales, dont ils augmentent ainsi la force sécrétante et les contractions ; et par l'impulsion réflexe qu'ils provoquent de la part des centres nerveux, en vertu de leur absorption et de leur influence propre (plus ou moins vive selon les sujets et leurs habitudes) sur ces organes directeurs et promoteurs de tous les actes vitaux.

La règle à suivre pour l'administration des stimulants n'est pas chose aussi simple et aussi facile qu'on pourrait le supposer. Non-seulement il en est, parmi eux, qui sont antipathiques à tels ou tels individus, mais il n'est pas rare que leur influence dépasse et pervertisse le résultat qu'on se propose, soit directement sur les muqueuses digestives, dont ils exaltent la sensibilité, soit indirectement sur le système nerveux, qu'ils troublent, surexcitent et poussent à une intervention violente et désordonnée ; en sorte que la digestion, qui languissait par manque de force fonctionnelle, est entravée par l'excès contraire. Il faut donc apporter dans le choix et la dose des stimulants naturels une grande discrétion et un tact que donne seule l'expérience.

III. — Alcalins. — M. Cl. Bernard a démontré, par des expériences très-probantes, que les alcalins, ingérés *à faible dose* et à jeun, avaient pour propriété, non pas, comme on s'y attendrait, de neutraliser le suc gastrique, mais bien au contraire d'augmenter sa sécrétion.

On prescrit donc, soit un demi-verre d'Eau de Vichy, soit 2 ou 3 centigrammes de bicarbonate de soude, que les Malades prendront un quart d'heure avant chacun de leurs repas.

IV. — Excitateurs. — Ce sont des médicaments très-énergiques, tels que la strychnine, qui portent leur action sur les centres et sur les conducteurs nerveux qui président aux contractions des muscles de la vie animale, et de la vie organique ; ils facilitent, par conséquent, les contractions péristaltiques de l'estomac, contractions nécessaires au travail digestif.

La *Strychnine* et les divers médicaments qui ont cet alcaloïde pour base, jouissent de la propriété incontestable de développer l'appétit et de faciliter la digestion.

Néanmoins, ces médicaments ne doivent être employés qu'après l'insuccès bien constaté des prescriptions hygiéniques, telles que nous les avons établies, et l'impuissance des analeptiques et des stimulants dont nous venons de parler. Et même, quand ces divers moyens, méthodiquement appliqués, sont insuffisants, il est bien à craindre qu'on n'ait affaire à une affection à peu près incurable, dans le cours de laquelle on va jeter un moyen violent, à effets désordonnés, peu calculables, et qui augmentera peut-être encore le trouble dans lequel se trouve l'organisme.

V. — Toniques. — Nous comprenons, sous ce titre, l'ensemble des substances amères et des préparations ferrugineuses : quinquina, quassia amara, colombo, gentiane, rhubarbe, bardane, petite centaurée, houblon, bière, limaille de fer, fer réduit par l'hydrogène, carbonate de fer, lactate et citrate de fer, etc.

M. Nonat a parfaitement indiqué les règles qui doivent présider à l'administration des toniques ; voici ses presciptions :

« Les *Amers* se prennent, soit à jeun, soit quelque temps avant le repas; il est avantageux de les administrer au moins une heure avant de manger, parce qu'ils acquièrent une double efficacité : ils excitent l'appétit et ils communiquent aux viscères intestinaux le ton, la force et l'énergie pour accomplir convenablement le travail digestif.

» Le quinquina, le quassia amara, le colombo, la gentiane et la rhubarbe se prennent sous la forme de poudre ou d'extrait, de macération aqueuse ou de vin.

» Les poudres amères se prennent, soit isolément, soit combinées entre elles, à la dose de 25 centigrammes à 1 gramme, délayées dans de l'eau ou du vin, enrobées dans un peu de miel ou de confitures, ou enveloppées dans une hostie.

» Les vins amers s'administrent à la dose d'une cuillerée à bouche, d'un verre à liqueur, ou d'un verre à bordeaux.

» La macération aqueuse se prend à plus haute dose, depuis un verre jusqu'à un litre dans les vingt-quatre heures. Elle se prépare soit à chaud, soit à froid : dans le premier cas, on fait bouillir 5 à 10 grammes de substance amère (poudre ou fragments), pendant cinq ou dix minutes, dans un ou deux verres d'eau, et l'on passe la décoction à travers un linge ; dans le second cas, on laisse digérer à froid la même quantité de médicament pendant vingt-quatre heures. On trouve maintenant, dans le commerce, des gobelets en bois de quassia amara, dans lesquels il suffit de laisser séjourner de l'eau ou du vin pendant quinze minutes ou une heure, pour avoir commodément un médicament amer et tonique.

» Les *Ferrugineux* excitent aussi et stimulent tous les éléments anatomiques des tuniques intestinales ; mais cette action est pour ainsi dire secondaire. Ils agissent principalement sur le sang, et c'est surtout par l'introduction dans le torrent circulatoire de leurs principes absorbables, que leur influence se fait sentir d'une manière efficace et salutaire sur l'économie. Aussi est-il d'usage de donner ces médicaments au moment même ou pendant le cours du repas.

» Quant au choix de la préparation ferrugineuse, il est important de consulter sur ce point la susceptibilité et la tolérance de l'estomac du Malade. En général, les préparations solubles, telles que les lactate, citrate, pyrophosphate, tartrate, iodure de fer, conviennent beaucoup aux Enfants, aux Femmes, aux sujets d'une complexion délicate.

» Il ne faut pas non plus négliger de choisir la préparation qui inspire le moins de répugnance ou de dégoût aux Malades. On prépare des dragées, des chocolats, des biscuits, des sirops et des élixirs ferrugineux, dont le principal mérite est de masquer, d'une manière plus ou moins heureuse, la saveur atramentaire des sels de fer. On peut prescrire surtout avec avantage les pilules de Valet et de Blaud, les dragées de Gélis et Conté, qui constituent d'excellentes préparations ferrugineuses.

» Les Eaux ferrugineuses de Spa, de Bussang, de Passy, d'Auteuil, d'Orezza, de Cransac, s'administrent soit à jeun, à la dose d'un demi-verre à deux verres, soit au moment du repas, soit encore pendant le repas. Ce dernier mode d'administration doit être préféré, à moins de raisons exceptionnelles qui engagent à choisir un autre moment.

» Il faut, en général, commencer l'administration des ferrugineux par de très-petites doses, de manière à y habituer l'estomac et à établir une sorte de tolérance. Puis, on augmente progressivement la dose, en tenant compte du sujet, de son idiosyncrasie, de la marche de la Dyspepsie et des effets obtenus. Il faut, pendant quelque temps, s'en tenir à cette dose maxima et, quand il se manifeste une amélioration notable, ne pas interrompre brusquement l'usage des ferrugineux, mais en diminuer la dose dans les proportions qui ont été observées au début du traitement, pour s'arrêter à la quantité qui a servi de point de départ. Après huit, quinze ou trente jours d'interruption, on reprend, s'il y a lieu, l'administration des ferrugineux en se conformant aux préceptes établis précédemment. La médication ferrugineuse, qui est une médication à longue échéance, ne doit pas être continuée trop long-temps sans interruption ; il est bon, quand elle doit durer plusieurs mois, ou même quelquefois plusieurs années, de la suspendre de temps en temps, au bout de trois ou quatre semaines, pendant une huitaine ou une quinzaine de jours, pour recommencer ensuite une nouvelle série.

» La plupart des ferrugineux entraînent une constipation souvent opiniâtre. Il faut y remédier par l'administration opportune de quelque doux laxatif, tels que la magnésie, la rhubarbe, ou des poudres drastiques à petite dose, scamonée, jalap, aloès. »

Les *Toniques*, dont nous venons d'indiquer le mode d'administration, ont pour but d'imprimer aux forces vives de l'économie animale une force plus grande de résistance et d'y rétablir l'harmonie entre les grandes fonctions. Ils diffèrent donc notablement des Stimu-

lants et des Excitateurs dont nous avons parlé précédemment. Les toniques agissent lentement, graduellement, et rendent une énergie durable à la vitalité des
organes et à l'ensemble de l'organisme ; ils accroissent
la provision de forces et de résistance que l'économie
possède pour lutter contre les influences du dehors. Les
stimulants, au contraire, mettent en jeu et dépensent
les forces dont l'organisme dispose actuellement ; ils
dépensent la réserve vitale, au risque de l'épuiser

VI. — MOYENS GÉNÉRAUX. — Les modificateurs généraux, tels que les promenades journalières, les distractions, les voyages, le séjour à la campagne, les bains
de mer, une saison aux Eaux minérales, l'hydrothérapie, le massage, la gymnastique, l'électrothérapie,
peuvent rendre de très-grands services dans la forme
atonique de la Dyspepsie. Nous renvoyons le lecteur à
l'article où nous nous occupons du mode d'action de
ces agents thérapeutiques.

II. — DYSPEPSIE FLATULENTE.

Cette Dyspepsie est constituée par l'exagération de
la production gazeuse, par la prédominance des forces
exhalantes sur les absorbantes, ou par la diminution
de l'absorption jointe à une production gazeuse anomale. Cette production gazeuse anomale est le fait soit
d'aliments dits venteux, soit d'une disposition nerveuse
spéciale de l'appareil stomacal, soit d'un vice dans la

quantité et la qualité des liquides digestifs , soit enfin de la réunion de plusieurs de ces causes.

La Dyspepsie flatulente dépend de plusieurs ordres de causes : assez souvent de l'inertie, de l'atonie des organes digestifs, pouvant dépendre elle-même d'une débilité générale ; quelquefois de la digestion imparfaite de certains aliments, surtout des féculents et des fruits ou végétaux crus ; d'une disposition spéciale de l'estomac à l'endroit de certains aliments, digestibles pour tout le monde ; d'une mauvaise hygiène ; d'une compression exagérée des organes digestifs par le corset ; enfin d'une disposition morbide dans la production et l'absorption des gaz.

Il faut nécessairement tenir un très grand compte de ces causes diverses, examiner avec soin le Malade, pour instituer un traitement rationnel.

Quand la flatulence est due, soit à la digestion imparfaite de certains aliments, tels que choux, navets, haricots et autres légumes féculents, soit à une compression exagérée, signaler la cause, c'est en même temps indiquer le traitement.

Si elle est due à l'inertie, à l'atonie des organes digestifs, on s'efforcera de relever le ton de l'estomac, de favoriser les contractions de sa tunique musculaire, d'exciter l'action des nerfs qui président aux fonctions de ce viscère.

Pour atteindre ce but, on suivra les règles que nous venons d'indiquer pour le traitement de la Dyspepsie atonique.

On prescrira en outre les substances dites carmina-

tives, telles que l'anis, la camomille, l'angélique, la
coriandre, etc., soit sous forme d'infusions très-chaudes
quelque temps après le repas, soit sous forme de bonbons ou de tiges confites. On se trouvera très-bien
aussi, dans certains cas, des excitants diffusibles, dont
nous avons déjà parlé : vins alcooliques et sucrés de
Malaga, Porto, Lunel, Madère, pris en petite quantité
à la fin du repas; thé ou café ; liqueurs d'anisette, de
Chartreuse.

Nous croyons cependant devoir faire remarquer que
ces divers excitants, d'autant plus actifs qu'ils agissent
à la fois sur l'estomac et sur l'ensemble du système
nerveux qu'ils stimulent plus ou moins vivement, doivent être par cela même administrés avec prudence :
la Dyspepsie flatulente s'accompagne souvent, en effet,
soit de gastralgie, soit d'un certain degré d'irritation
de la muqueuse gastrique, états que les excitants ne
feraient qu'exaspérer. Il faudra donc, avant de prescrire ces agents, s'assurer de l'absence de tout phénomène nerveux ou hyperhémique.

On a essayé de faire absorber les gaz qui distendent
la cavité stomacale par les poudres de magnésie calcinée, d'yeux d'écrevisses et surtout de charbon végétal.
Certes, on ne peut nier la propriété absorbante de ces
poudres, lorsqu'on les met dans un bocal au contact avec
des gaz; mais l'estomac n'est pas tout à fait une cor-
nue, et si l'usage de ces poudres est quelquefois suivi
de quelque soulagement, nous croyons qu'on doit bien
plutôt attribuer cet heureux effet à ce que ces poudres
exercent dans ce cas une heureuse modification sur la

muqueuse stomacale et qu'elles en changent les conditions physiologiques, soit en favorisant la sécrétion du suc gastrique, soit en excitant les contractions de la tunique musculaire, dont les mouvements péristaltiques produisent le cheminement et l'expulsion des gaz.

On prescrit encore, outre les moyens généraux, tels que les promenades au grand air, l'équitation, la gymnastique, etc., les bains sulfureux, les bains de mer, l'hydrothérapie, les Eaux minérales de Vichy, d'Ems, de Pougues, de Bussang, de Spa, d'Enghien, de Luchon, etc.

Le *Régime* demande une attention toute particulière, car certains aliments sont une cause fréquente de flatulence.

Les repas doivent être peu copieux, mais substantiels. Les Dyspeptiques s'abstiendront de toute espèce de mets capables, par l'acte même de la digestion, de développer des gaz. Nous croyons surtout devoir mettre à l'index les choux, la choucroute, les choux-fleurs, les haricots, les pois, les lentilles, les fèves ; les fruits ne seront permis qu'autant qu'on aura bien constaté leur innocuité ; les gâteaux et les pâtisseries seront interdits ; l'usage du pain lui-même sera restreint à la moindre quantité possible. La raison de cette proscription des féculents dans cette forme de Dyspepsie, résulte de ce que ces aliments se transforment, ainsi que nous l'avons dit déjà, en dextrine d'abord, puis en glycose ou sucre, puis en acide lactique, par suite d'une sorte de fermentation qui détermine la formation de gaz acide carbonique.

Chomel recommande l'usage d'aliments froids et de boissons glacées, surtout de glace râpée, préparée soit en sorbets, soit en fromage glacé : la glace agit alors tout à la fois comme tonique, comme stomachique et, en même temps, comme condensatrice des gaz renfermés dans la cavité stomacale.

Ces Dyspeptiques doivent boire modérément. Ils s'abstiendront d'eau pure, de cidre, de poiré et surtout de bière ; l'eau de Seltz est également contraire, car elle ne fait qu'ajouter une nouvelle quantité de gaz à ceux qui existent déjà dans l'estomac. Il n'en est pas de même des Eaux de Vichy, de Pougues, de Soultzmatt, qui agissent, non pas par la faible quantité de gaz qu'elles contiennent, mais par leurs principes minéralisateurs. Les Malades feront usage de bon vin de Bourgogne ou de Bordeaux, coupé de moitié ou d'un tiers d'eau frappée, et ils termineront leur repas par un verre à liqueur ou à bordeaux de vin d'Espagne.

III. — DYSPEPSIE ACIDE.

La Dyspepsie acide est caractérisée : soit par l'expulsion de gaz, de rots, venant de l'estomac, gaz d'une odeur et d'une saveur désagréables qui rappellent, d'une manière pénible, l'odeur et le goût des aliments ou des boissons ingérés ; soit par des aigreurs ou renvois, qui produisent à la gorge une sensation de chaleur et d'âcreté insupportables.

Il est peu de maladies dont les symptômes offrent

des indications thérapeutiques aussi nettes, aussi rationnelles, et, pouvons-nous ajouter, dont l'application
soit suivie aussi souvent d'heureux résultats. Cette
Dyspepsie consiste essentiellement, en effet, dans un
excès d'acidité des liquides gastriques, excès qui est dû
soit à une hypersécrétion du suc gastrique, soit à la
trop grande proportion dans ce suc de l'acide qu'il
contient normalement, soit enfin à l'ingestion d'aliments
acides ou pouvant se transformer, par l'acte de la digestion, en acides. Il faudra donc 1° modifier le régime
et en éliminer tous les aliments acides ou acidifiables; 2° neutraliser l'effet du suc gastrique.

I. Régime. — C'est par un régime convenable
qu'il faudra débuter, comme d'ailleurs pour toutes les
autres variétés de Dyspepsie. Une alimentation appropriée aux troubles gastriques suffira souvent pour les
atténuer, et le traitement ne saurait être efficace, si
cette modification n'a pas été tout d'abord rigoureuse-
ment établie.

Il faudra interdire tout aliment, toute boisson acides,
ou susceptibles de s'acidifier, ou capables d'exagérer la
sécrétion du suc gastrique, c'est-à-dire : le vinaigre et
les aliments vinaigrés, les fruits acides; les aliments
et les boissons acidifiables, tels que le vin, le cidre, la
bière, le lait et les fromages; les aliments sucrés (le
sucre se transforme dans l'estomac en acide lactique;
il stimule en outre la sécrétion du suc gastrique); le
pain et les féculents se transforment aussi, par une
série de mutations, en sucre et, par conséquent, en

substance acidifiable : il faudra donc en diminuer autant que possible la quantité. Tous les mets seront simplement préparés et devront être dépourvus de toute espèce de condiments, tels que sel, poivre, moutarde ou toute autre épice, car ces substances augmentent les sécrétions de l'estomac.

Tous les aliments azotés, au contraire, tels que les viandes rouges et le gibier, seront parfaitement supportés et seront même nécessaires pour utiliser l'excès de suc gastrique.

II. Alcalins. — La neutralisation de l'excès de suc gastrique est, en général, assez facilement obtenue par l'emploi méthodique des alcalins.

L'Eau de Vichy, à raison de la proportion considérable de bicarbonate de soude qu'elle renferme, est une forme excellente et très-efficace d'administrer les alcalins. On la fera prendre, *pendant* ou *immédiatement* après le repas, pure ou coupée avec une infusion aromatique, ou mêlée au vin ou au lait, qui ne passeraient pas seuls et dont elle prévient l'acidification.

On pourra également prescrire, à la dose de 25 centigrammes à 1 gramme, d'autres alcalins, tels que la magnésie, le carbonate de magnésie ou de chaux, la poudre d'yeux d'écrevisses, la poudre de charbon végétal, le sous-nitrate de bismuth, qui agit à la fois comme neutralisant et comme sédatif du trouble sécrétoire. On choisira, parmi ces substances, celles que l'estomac supporte le mieux : on se trouvera quelquefois très-bien de leur associer des narcotiques à faible dose.

Les alcalins doivent être pris avant ou immédiatement après le repas, c'est-à-dire pendant qu'il y a des aliments dans l'estomac, jamais à jeun, à moins qu'ils ne soient pris alors à haute dose et dilués dans une grande quantité d'eau. M. Cl. Bernard a démontré en effet que les alcalins, pris à jeun et à petite dose, excitent la sécrétion du suc gastrique.

On prescrira en même temps des bains alcalins : ces bains, constitués par 250 grammes de sel de Vichy que l'on fait fondre dans l'eau d'une baignoire, seront pris deux fois par semaine.

Nous croyons cependant devoir signaler le danger de la médication alcaline. Les alcalins, outre leur action neutralisante sur les acides de l'estomac, ont des effets indirects, prolongés, à longue échéance, sur l'économie tout entière. Qu'ils réussissent ou qu'ils échouent contre les aigreurs, ils peuvent amener, pour peu qu'ils soient continués à haute dose, un appauvrissement, une déliquescence du sang qui se traduit par l'apparition, plus ou moins tardive, de symptômes d'affaiblissement, d'atonie, souvent très-difficiles à dissiper.

IV. — DYSPEPSIE PITUITEUSE.

Cette Dyspepsie est caractérisée par la production dans l'estomac et le rejet de liquides clairs, albumineux, glaireux, ou simplement aqueux, rejet ayant lieu soit plus ou moins longtemps avant ou après la digestion, soit peu de temps avant ou après le repas.

Nous pensons, avec M. Guipon, que ce liquide est fourni par les glandes muqueuses de l'estomac et qu'il est le résultat d'une hypersécrétion de nature nerveuse : ce liquide, impropre à la digestion, constitue un corps inerte, inutile et même embarrassant, contre lequel l'estomac se révolte et qu'il s'efforce d'expulser.

Si cette Dyspepsie est peu ancienne, elle cède assez promptement à l'usage de un ou deux purgatifs, de quelques poudres absorbantes, d'un régime sévère, et de la privation aussi grande que possible de boissons et d'aliments aqueux.

Si elle dure depuis longtemps, la guérison est beaucoup plus difficile à obtenir. On obtiendra cependant de bons effets de purgatifs un peu énergiques, donnés de temps en temps. On administrera également, un quart d'heure avant chaque repas, 1 gramme soit de poudre d'écrevisses, soit de magnésie calcinée, soit de craie précipitée et lavée.

Mais cette Dyspepsie est rebelle et sujette à récidives : aussi, en même temps qu'on palliera les effets du mal, devra-t-on s'efforcer de l'attaquer lui-même dans sa source.

Mais comment? Si l'on consulte les meilleurs ouvrages, on ne trouve dans tous qu'un traitement palliatif analogue à celui que nous venons d'indiquer. Quant à nous, considérant que : 1° cette hypersécrétion de muquosités fournies par les glandes mucipares de l'estomac est due très-probablement à un trouble, à une exagération de l'influx nerveux, à une perturbation dans les fonctions des nerfs pneumo-gastriques qui président aux sécrétions de l'estomac ; 2° toutes les hypersécrétions de mucosité ou de sérosité diminuent notablement et même se suspendent quand il s'établit dans un autre appareil un flux sanguin, muqueux, ou séreux ; 3° enfin cette Dyspepsie pituiteuse est due très-souvent à une excitation habituelle, ou, tout au moins, fréquemment répétée de la muqueuse gastrique par divers stimulants ; — nous concluons à l'institution du traitement suivant :

1° Apaiser les désordres du système nerveux par l'usage des moyens suivants : emploi méthodique de la valériane, du musc, de l'assa-fœtida, du camphre ; séjour à la campagne, ou, tout au moins, promenades fréquentes ; voyages ; saison à Néris ou à Bagnères de Bigorre ; bains tièdes ; douches d'eau tiède en pluie ; vie calme, tranquille ; éviter toute surexcitation nerveuse ;

2° Déterminer sur la vaste surface intestinale, comme révulsif, comme antagonisme physiologique, un flux diarrhéique plus ou moins abondant, répété plus ou moins souvent ;

3° Prescrire un régime sévère, en général adoucissant, proportionné aux aptitudes et aux forces digestives de l'estomac.

VI. — DYSPEPSIE IRRITATIVE.

Cette forme de Dyspepsie, très-bien décrite par M. Nonat, n'a pas des symptômes aussi nets, aussi tranchés que celles que nous venons d'étudier. Cette Dyspepsie peut revêtir, en effet, soit la forme atonique, soit la forme gastralgique, soit la forme acide, et c'est ici que se trouve l'état caractéristique de la maladie qui nous occupe actuellement ; les moyens qui réussissent contre chacun de ces troubles fonctionnels, non-seulement échouent, mais même aggravent le mal. Cela est dû à ce que chacune de ces formes de Dyspepsie peut être doublée d'une complication nouvelle, c'est-à-dire d'irritation, de congestion de la muqueuse gastrique. Et c'est parce qu'on ne tient pas toujours compte de cette complication, plus fréquente qu'on ne le pense, qu'on voit si souvent échouer les toniques et les stimulants contre la Dyspepsie atonique, les anti-spasmodiques contre la Gastralgie, les alcalins contre la Dyspepsie acide. On est d'autant plus facilement induit en erreur sur les causes de l'insuccès du traitement que l'on a institué, que cette Dyspepsie irritative s'observe surtout chez les chlorotiques, les anémiques, les convalescents, chez les sujets affaiblis par une cause quelconque, c'est-à-dire chez les Malades dont l'état actuel éloigne toute idée d'irritation de la muqueuse gastrique. Et cependant l'estomac de ces Malades est le siége d'une congestion, d'une irritation, plus ou moins vives, congestion due à la privation, absolue ou relative, d'aliments. Ce fait, qui n'est pas généralement connu, résulte des belles études de Chossat sur la mort par inanition et de maintes expertises médico-légales.

La Dyspepsie irritative offre pour caractères diagnostiques, outre des symptômes d'atonie, de gastralgie, ou d'acidités, un sentiment de chaleur ou de cuisson dans la région épigastrique, laquelle est sensible à la pression ; la sensation de chaleur, qui existe même à jeun, augmente toujours et immédiatement par l'ingestion des aliments et cela au point de devenir quelquefois très-vive et de provoquer le vomissement ; cette aggravation du mal est d'autant plus grande, que les substances ingérées sont, ou bien des aliments excitants, ou bien des vins généreux ou des liqueurs, ou bien des préparations amères ou ferrugineuses.

Le traitement de la Dyspepsie irritative consistera :

1° A supprimer les aliments ou les boissons qui pourraient réveiller ou accroître la susceptibilité de l'estomac, ainsi que les médicaments capables de congestionner la muqueuse gastrique ;

2° A prescrire une alimentation très-légère, émolliente, facilement digestible, composée de bouillon, de consommés, de potages au lait, de poisson, de poulet, d'eau rougie ;

3° A calmer les douleurs gastriques par l'administration, un quart d'heure avant chaque repas, d'une préparation narcotique, sous forme de potion ou de pilules ;

4° A déterminer une révulsion cutanée par des applications réitérées, sur la région épigastrique, de sinapismes, ou, ce qui est préférable, d'emplâtres d'huile de croton tiglium.

TRAITEMENT

HYDRO-THERMAL.

Nous nous proposons de traiter, dans cette dernière partie de notre ouvrage, la question, si importante pour la guérison des Dyspepsies, de l'Hydrothérapie, des Bains de mer et des Eaux de Vichy.

Ces trois agents thérapeutiques ont entre eux de grandes analogies : tous les trois consistent en l'administration de l'eau, pure ou chargée de principes minéralisateurs, soit sous forme de bains ou de douches, soit sous forme de boissons ; tous les trois ont une action tout à la fois perturbatrice et tonique qui modifie profondément et qui fortifie l'économie tout entière ; tous les trois enfin s'adressent, non pas à une maladie locale, affectant un organe en particulier, mais à l'ensemble, à la généralité de l'organisme.

Or, les Dyspepsies ne doivent pas être envisagées au

point de vue restreint de maladies localisées à l'estomac : quand ce viscère digère mal pendant un espace
de temps plus ou moins long, l'économie tout entière
ne tarde pas à entrer en souffrance, à éprouver les
effets de la diète à laquelle l'insuffisance dans la fabrication du sang par l'estomac la soumet. Ce ne sera donc
plus seulement par l'administration de tel ou tel médicament, pris dans l'officine du Pharmacien, qu'on réta-
blira l'ordre et l'harmonie dans cet organisme délabré,
mais bien plutôt par l'emploi intelligent de ces puissants modificateurs que nous allons étudier.

CHAPITRE I.

HYDROTHÉRAPIE.

L'Hydrothérapie constitue une médication dont l'action est plus puissante, plus certaine et mieux déterminée que celle de la plupart des agents médicamenteux; et on comprend aisément la puissance et la multiplicité de ses influences, si l'on considère qu'elle exerce sur les deux grands systèmes qui président à toutes les fonctions de l'économie, sur la circulation capillaire et sur l'innervation générale, une action directe et énergique qui n'appartient à aucun agent, et au moyen de laquelle elle modifie profondément la calorification, l'absorption, les sécrétions et la nutrition.

Les limites que nous nous sommes imposées dans cet ouvrage ne nous permettent pas d'entrer dans de grands détails sur l'Hydrothérapie, d'en décrire ou d'en apprécier les divers procédés; cependant, nous croyons qu'il est nécessaire d'en donner une idée générale, afin d'en faire mieux apprécier l'utilité ; de décrire et d'expliquer les méthodes les plus usuelles; enfin de parler de l'Hydrothérapie de chambre, de celle que l'on peut aisément installer au domicile même du Malade.

Douches. — Il en est deux espèces principales, qui agissent chacune d'une façon différente :

1° Les *douches en colonne,* ou en gros jet, horizontales, verticales, ascendantes, que l'on dirige à volonté sur les diverses parties du corps. A l'impression de l'eau froide sur la peau, que nous allons analyser bientôt, s'ajoute le choc de l'eau, qui agit plus profondément et fait subir aux muscles et aux viscères une sorte de massage qui active en eux la circulation. Ces douches sont souvent suivies, le lendemain surtout de leur application, d'un sentiment de courbature, qui d'ailleurs disparaît bientôt, dans les parties qui ont été frappées par la colonne d'eau.

L'action de ces douches est essentiellement tonique et stimulante.

2° Les *douches en pluie,* les plus fréquentes et les plus utiles, produisent deux ordres d'effets : des effets physiques, qui résultent de l'action propre de l'eau froide employée (l'eau des douches doit avoir 12 à 15⁰); des effets physiologiques, qui sont l'expression de la résistance vitale : ces derniers sont les plus importants et constituent l'action thérapeutique.

Le premier effet de la douche (l'eau marquant 12 à

15°) est de déterminer un tressaillement général, un ébranlement nerveux; la circulation capillaire de la peau ne se suspend pas, mais la peau pâlit légèrement et se refroidit.

Si la douche ne dure que 1 à 2 minutes, presque aussitôt le cours du sang reprend une nouvelle activité et devient même plus rapide qu'auparavant : la peau devient rouge et plus chaude. La résistance vitale se montre ici dans toute sa force et donne naissance à une réaction, à des effets physiologiques. — Donc, une douche d'eau à 12 ou 15°, appliquée 1 à 2 minutes, exerce sur l'organisme une action stimulante, excitante.

Mais si l'application de la douche se prolonge pendant 8, 10 minutes, la circulation capillaire s'arrête; la peau pâlit et se refroidit; la réaction vitale ne se produit plus spontanément, mais réclame le secours de moyens artificiels : la force de résistance a été dépassée. — Donc, la douche, pour être tonique, pour être suivie d'une réaction franche et spontanée, ne doit pas durer plus de 1 à 2 minutes.

Si la douche est donnée avec de l'eau à 24 ou 26°, le corps n'éprouve plus ni saisissement ni impression pénible; dans ce cas, elle peut et doit même être continuée pendant 4 à 8 minutes. On constate alors : un faible abaissement de température; un léger ralentissement du cours du sang; un peu de décoloration de la peau; *pas de réaction;* une action sédative, calmante, tempérante, modératrice.

Cette différence dans les effets de l'eau froide et de l'eau tiède dépend du degré différent de sollicitation exercée sur la résistance vitale : cette résistance, ce ressort organique, réagit dans toute sa force contre une température de 12 à 15⁰ ; elle est difficilement mise en jeu par une température de 24 à 26⁰.

A part ces effets physiques et physiologiques immédiats de l'application d'une douche froide, il se produit des effets consécutifs. La fréquence de la stimulation de la peau par l'eau froide ne tarde pas à réagir sur le reste de l'économie : il en résulte bientôt plus d'ensemble et d'harmonie dans les fonctions d'assimilation et d'élimination ; la production de chaleur animale devient plus active ; l'appétit augmente ; la digestion s'exécute plus librement, plus aisément, à l'insu du Malade ; la nutrition devient plus parfaite ; l'impressionabilité et l'excitabilité du système nerveux en diminuent d'autant ; la santé enfin reparaît.

Pour que les douches froides produisent de tels résultats, il faut qu'elles soient *bien* administrées. Les Douches doivent être précédées d'un peu d'exercice afin que, en se présentant à l'action de l'eau froide, le corps soit *un peu* échauffé : il faut éviter cependant qu'il soit en sueur. — Le Malade doit mettre une coiffure quelconque sur sa tête, afin de la préserver de l'action de la douche et empêcher ses cheveux de se mouiller. — Pendant la douche, le Malade doit se frictionner avec force la poitrine et les bras. — La Douche froide ne doit pas durer plus de 2 minutes pour les sujets les plus robustes, et plus de 30 à 60 secondes pour les sujets faibles, nerveux, vivement impressionnables ; prolongée davantage, la douche perd ses effets toniques et peut être suivie de malaise. — En sortant de dessous la douche, le Malade doit être immédiatement enveloppé dans un grand drap de toile un peu rude, avec lequel les gens de service le sécheront et le frictionneront : le tout *très-rapidement* ; puis il revêtira une vaste et très-longue chemise de laine qu'il recouvrira d'une longue robe de chambre ; il se livrera alors, pendant 2 à 3 minutes à l'exercice des *halters*, exercice qui consiste à soulever de diverses manière une paire de boulets reliés entre eux par une tige de fer. Dans de telles conditions, la réaction sera toujours prompte, énergique, et surtout durable et définitive. — Le Malade pourra alors se réhabiller et faire une petite promenade au grand air.

Grand bain. — Il se prend dans de grands bassins, alimentés par un courant continu d'eau froide (12 à 15°). Le Malade ne doit pas entrer peu à peu, progressivement, dans ce bain, mais s'y jeter brusquement, résolûment ; une fois dans l'eau, il doit s'y remuer constamment, s'y frictionner avec force. La durée du grand bain froid est de 1 minute ou 1 minute et demie pour les sujets robustes, et 20 à 40 secondes pour les sujets délicats. En sortant de l'eau, mêmes précautions, mêmes procédés qu'après la douche.

Ce bain est essentiellement tonique ; cependant, à cause de la vive impression de froid qu'il produit, on ne devra y soumettre que les Malades qui seront déjà habitués à l'action des douches. Les sujets atteints de quelque maladie de cœur ou de l'appareil respiratoire, ou offrant quelques dispositions aux congestions cérébrales, devront s'en abstenir.

Sudation. — La provocation des sueurs est employée dans le cas où l'on croit devoir accélérer le double mouvement d'assimilation et d'élimination et modifier l'état de la peau.

On l'obtient par plusieurs procédés : 1° par l'enveloppement ou maillot sec : le Malade est enveloppé dans une chaude couverture de laine, puis recouvert d'un lit de plume, d'édredon ; la sueur commence, en moyenne, 2 heures après ; on ouvre alors les fenêtres et on donne au Malade, toutes les 15 minutes, 1/4 de verre d'eau fraîche. — 2° Par l'enveloppement ou maillot humide : le Malade est enveloppé dans un drap mouillé, puis emmaillotté comme ci-dessus ; la sueur ne survient que 2 à 3 heures après ; on agit de même. — 3° Par l'étuve sèche : le Malade est assis sur un escabeau et enveloppé de deux couvertures de laine qui tombent à terre : on allume sous l'escabeau une lampe à alcool à 4 becs ; l'atmosphère de cette cage monte bientôt à 45°, 55°, et détermine la sueur en 15 ou 20 minutes ; on agit alors comme ci-dessus.

L'étuve sèche est le procédé le plus expéditif, mais ne doit être employé que si l'on veut obtenir un effet sudorifique simple, spoliatif et dérivatif ; l'enveloppement humide est réservé pour les cas où la peau est sèche et aride ; l'enveloppement sec est employé quand on veut exciter la peau, répartir plus également la chaleur animale et provoquer la sueur.

Le Malade étant en sueur, par un de ces moyens, on le débarrasse rapidement de ses couvertures et il se jette *immédiatement* dans le bain froid (eau à 12 ou 15°), ou se place sous la douche en pluie froide. Cette pratique, qui est complétement inoffensive, quoi qu'il paraisse, dissipe l'excès de chaleur dont le corps est pénétré et fortifie la peau; elle permet de soumettre les Malades à des sueurs abondantes, sans les épuiser, sans les débiliter.

Ces sudations seront donc très-utiles aux Maladies de l'estomac liées à une maladie de la peau, à une affection du foie, à une fièvre intermittente ancienne, à des rhumatismes, à la syphilis, à la scrofule.

Hydrothérapie de chambre. — Il est quelquefois utile et même nécessaire pour le Malade de pouvoir profiter chez lui, dans son appartement, des bénéfices de l'Hydrothérapie, soit parce qu'il n'existe pas dans la ville qu'il habite d'Établissement hydrothérapique, soit parce qu'il lui répugne de se livrer nu à des mains étrangères, soit parce qu'il ne peut pas faire le sacrifice de temps (et quelquefois même d'argent) qu'exige la fréquentation de ces Établissements. Il est, nous le croyons, du devoir du Médecin de savoir se plier à toutes ces exigences et de mettre à la portée de tous les ressources de son art.

Or, il est très-facile et peu dispendieux d'installer chez soi un ensemble très-complet d'agents hydrothérapiques

Douches. — Tout le monde a déjà pu voir depuis longtemps, chez les grands Quincailliers, des appareils hydrothérapiques de chambre; ils sont très-bons, et nous ne saurions trop les recommander. Mais si, pour une raison quelconque, on ne peut s'en procurer un, voici un modèle très-simple que nous proposons, et qui peut se faire fabriquer par le premier Zingueur venu.

Notre appareil pour douches consiste : 1° en un large plateau de zinc, de forme circulaire, mesurant 2 mètres de diamètre, avec un rebord de 10 centimètres de hauteur, et pourvu de trois anneaux disposés en triangle ; 2° trois bâtons de 2 mètres de hauteur ; 3° un seau en zinc ordinaire, un peu grand; on en perce le fond d'un nombre de trous suffisants, pour que le seau rempli d'eau se vide en 1 minute : ce à quoi on arrive aisément par tâtonnements ; 4° un fort cerceau en fer, d'un diamètre tel que le seau entre dedans, mais ne passe pas outre ; on fixe sur les côtés de ce cerceau, trois cônes en zinc, en forme d'éteignoirs. Pour monter l'appareil, on place le seau dans le cerceau : on élève le tout avec les trois bâtons, que l'on introduit d'une part dans les cônes du cerceau, et d'autre part dans les anneaux du plateau. Voilà notre appareil : il est extrêmement simple, et remplit toutes les conditions voulues.

Quel que soit l'appareil dont on dispose, il faut avoir en outre : 1° une longue chemise, descendant jusqu'aux chevilles, et faite avec une bonne couverture de laine blanche ; 2° une longue robe de chambre ; 3° trois ou quatre torchons de cuisine, en grosse toile neuve ; 4° une paire d'halters (on en trouve dans tous les Gymnases), d'un poids tel qu'on puisse les tenir à bras tendus.

Voici maintenant comment doit être prise une douche chez soi, dans son appartement. L'appareil est déjà installé dans la chambre à coucher, sur un grand drap étalé sur le parquet.

Au moment de se lever, on fait apporter un seau d'eau bien froide (12 à 15°) ; on se lève, on se met *complétement* à nu, et on se place sur le plateau de l'appareil ; l'aide monte sur un escabeau, et vide le seau apporté dans le seau percé ; l'eau froide tombe en pluie, qui ruisselle sur le corps ; la douche finie, on quitte le plateau et, avec le secours de l'aide, on s'essuie , on se frictionne *vivement* et *fortement* avec les linges rudes, de façon à faire rougir la peau ; on se revêt ensuite de la chemise de laine et de la robe de chambre ; puis, prenant un halter de chaque main, on se livre pendant deux ou trois minutes aux différents mouvements que comporte cet exercice ; enfin, la chaleur revenue (et c'est bientôt fait), on procède à sa toilette et, si le temps le permet, on fait une petite promenade au grand air.

Il est un point essentiel, sur lequel nous ne saurions trop insister : tout cela doit être exécuté très-rapidement, très-promptement. très-vivement : le tout, depuis le moment où l'on quitte son lit jusqu'à la fin de l'exercice des halters, ne doit pas durer plus de cinq minutes. Les douches ne sont bonnes qu'à cette seule condition : transition rapide de la chaleur du lit au froid de la douche, et retour non moins rapide de ce froid, de cet ébranlement général, à une réaction bonne, franche et *rapide* (nous ne saurions trop le répéter) : tout est là !

Drap mouillé. — Voici encore un moyen d'hydrothérapie très-facile à appliquer : l'appareil consiste simplement en un grand drap de toile un peu rude, et, comme accessoires, la chemise de laine, la robe de chambre et les halters.

Au moment de se lever, on fait apporter un grand seau d'eau froide (12 à 15°), on y fait plonger le drap, puis on le retire bien trempé; on se lève aussitôt, on se met complétement à nu, et un aide jette rapidement le drap mouillé sur le corps, de façon à l'envelopper du premier coup; aussitôt l'aide frictionne vivement toutes les parties; une minute après, on quitte vivement le drap mouillé, et on se fait essuyer et frictionner avec les torchons de grosse toile; puis on se revêt de la chemise de laine, de la robe de chambre, et on se livre à l'exercice des halters.

Ce que nous avons dit des douches s'applique complétement au drap mouillé, tel que nous le comprenons. Les effets en sont à peu près les mêmes : le drap mouillé est mieux supporté, mais il produit des effets bien moins énergiques, il est bien moins efficace.

Comment agit l'Hydrothérapie, et quels sont les avantages de son application au traitement des maladies de l'estomac?

L'eau froide, appliquée méthodiquement sur la peau, agit sur le réseau capillaire sanguin, sur le réseau nerveux et sur l'appareil glandulaire cutanés; il en résulte : pour le système sanguin, une réaction plus ou moins intense; pour le système nerveux, un ébranlement plus ou moins profond; pour l'appareil glandulaire, une activité plus grande.

L'Hydrothérapie est donc, en définitive, un procédé énergique de révulsion cutanée et de sudation, et un excellent agent reconstituant. Elle convient dans presque tous les cas de Dyspepsie; mais elle sera appelée à jouer dans le traitement de ces affections un rôle plus ou moins important. Tantôt ce sera le premier, et alors on emploiera les procédés les plus énergiques : dans les cas de Dyspepsie atonique, par défaut d'action nerveuse; dans les cas de Dyspepsies symptomatiques de la chlorose ou de l'anémie; ou dans celles qui sont symptomatiques de maladies de longue durée, qui ont appauvri l'économie. Tantôt son rôle sera secondaire, et alors on n'emploiera que le drap mouillé ou des douches peu froides et de courte durée: dans les cas de Dyspepsie soit acide, soit irritative, soit flatulente, et dans les cas d'affection organique de l'estomac.

CHAPITRE II.

BAINS DE MER.

Il existe une certaine analogie entre l'Hydrothérapie et les Bains de mer : la principale vertu de ceux-ci consiste en effet dans la réaction qui résulte de l'immersion du corps dans l'onde amère ; mais ici, nous trouvons de nouveaux éléments d'action. Le Baigneur à la mer est soumis, d'une part, à l'influence de l'air marin qu'il respire et, d'autre part, à l'action du bain de mer lui-même.

Étudions donc successivement chacun de ces agents, leur mode d'action sur l'économie et les applications thérapeutiques dont ils sont susceptibles.

Air marin.—L'air qu'on respire en pleine mer, et

même sur les côtes, diffère sous plusieurs rapports de l'air des continents. Il n'est pas chargé des effluves qui se dégagent sans cesse des détritus de matières animales et végétales, des eaux stagnantes, des innombrables foyers d'infection qui abondent dans nos villes ; de plus, il est tous les jours renouvelé, purifié, rafraîchi par la brise de mer. Mais, outre sa pureté plus grande, l'air marin est chargé de principes salins, que le vent enlève à la poussière aqueuse que produisent les vagues en se brisant sur les rochers. Enfin, il offre une pression barométrique habituelle maxima, puisque les côtes de la mer se trouvent à une altitude minima.

Le Malade se trouvera donc, au bord de la mer, plongé dans une atmosphère riche de lumière, ventilée presque incessamment par les brises, pure de toute espèce d'émanation, toujours saturée d'une humidité saline. Il en résultera une excitation notable des fonctions digestives et respiratoires : l'appétit sera augmenté, la digestion s'opérera d'une façon plus régulière et plus rapide ; la respiration sera plus active, plus ample, plus complète. Le système nerveux sera également plus ou moins surexcité.

Bain de mer. — Pour bien comprendre les effets produits par les Bains de mer, il faut tenir compte des qualités physiques et chimiques du bain, c'est-à-dire de la température et de la composition de l'eau, ainsi que de l'état de calme ou d'agitation de la mer ; puis de la façon dont est pris ce bain et de sa durée.

La *température* de la mer sur les côtes de France, pendant les mois de juillet, août et mi-septembre, est, en moyenne, de 15° à 17° pour la Manche, 18° à 20° pour l'Océan, 22° à 24° pour la Méditerranée.

D'après les meilleurs Médecins de nos Stations maritimes, le froid est l'élément essentiel de l'action des bains de mer : ce qui le prouve, c'est la supériorité thérapeutique de la Manche et de l'Océan sur la Méditerranée, malgré la richesse plus grande de celle-ci en principes minéralisateurs.

Les phénomènes physiologiques, que déterminent, sur les côtes de France, la Manche et la Méditerranée, sont en effet bien différents : dans la Manche, saisissement plus ou moins pénible, sensation de légers picotements, refroidissement et décoloration de la peau, engourdissement de sa sensibilité, spasme périphérique, chair de poule, refoulement du sang à l'intérieur, impossibilité de prolonger longtemps la durée du bain ; — dans la Méditerranée, le contact du flot est moelleux et velouté (M. Lévy), la sensation qu'on y éprouve est agréable, le refroidissement n'est plus qu'une douce sensation de fraîcheur, la vague berce mollement le Baigneur ; le séjour dans l'eau peut être bien plus longtemps prolongé. — Il ne sera donc pas indifférent de conseiller les bains de mer sur telle ou telle plage : les bains de la Manche seront ordonnés aux personnes chez lesquelles les fonctions de la respiration et de la circulation s'exécutent largement, dont la réaction vitale est puissante ; les bains d'Arcachon, de Biarritz ou de la Méditerranée seront conseillés aux Malades nerveux, facilement impressionnables, à ceux qui sont sujets à s'enrhumer, à ceux chez lesquels la réaction est difficile à solliciter ; on y enverra aussi les jeunes enfants, les jeunes filles chlorotiques, les personnes âgées.

Au point de vue de sa *composition chimique*, l'eau de mer doit être rangée à la tête des Eaux minérales, car elle est de toutes la plus riche en principes minéralisateurs. Un litre d'eau de mer, puisée dans la Manche, contient 34 à 38 gr. de sels, parmi lesquels le chlorure de sodium (sel marin) figure pour 26 à 28 gr., le chlorure de magnésium pour 2 à 3 gr., les sulfates de chaux, de soude, de magnésie pour 3 à 6 gr. Cette salure est moindre dans la Baltique, plus grande dans la Méditerranée et sous l'Équateur.

Cette composition chimique des bains de mer leur communique des propriétés excitantes, qui se traduisent par la stimulation du réseau vasculaire et des papilles nerveuses de la peau, d'où résultent des picotements. Si le bain est suffisamment prolongé et si, surtout, il est pris dans une baignoire à une température de 30^0 à 32^0, on constate une absorption assez notable de principes minéralisateurs.

L'*agitation* de la mer, le va-et-vient continuel des flots, constituent une sorte de massage, de douche intermittente et variée de toutes les manières, que le corps, aux prises avec les vagues, essuie incessamment par leur chute et leur ascension alternatives. Le mouvement incessant des flots, le choc de la lame, nécessitent en outre chez le Baigneur, pour se maintenir en équilibre, un déploiement de forces, une sorte de lutte à poses infiniment variées qui constituent, surtout avec la natation, une véritable et utile gymnastique.

Le *mode* de bain le plus usité est l'immersion, soit que le Baigneur se livre au plaisir de la natation, soit qu'il se fasse porter dans la mer jusqu'à une certaine distance par le guide, qui le plonge la tête la première et lui fait parcourir un certain espace entre deux eaux ; ou bien, le Baigneur faisant la planche, est immergé à plusieurs reprises. Le bain à la lame consiste à présenter le Baigneur, par la partie latérale ou postérieure du tronc, aux vagues qui se ruent sur lui et passent au-dessus de sa tête. — Dans tous les cas, il faut avoir soin de mettre sa chevelure à l'abri, sous une coiffure imperméable, car l'eau de mer lui est tout à fait nuisible.

Les *heures* les plus favorables pour le bain de mer sont celles de la matinée, de 7 heures à 11 heures ; mais pour les personnes faibles, délicates, pour celles qui sont quelque peu sujettes à s'enrhumer, il est préférable d'attendre le tantôt ; car alors l'air est plus tiède et l'eau de la mer s'échauffe de 3 à 5 degrés.

La *durée* du bain est une question importante en pratique : elle varie selon les états morbides à combattre ; elle est proportionnelle à la force des constitutions, à l'impressionnabilité des sujets, à la promptitude et à l'énergie de leur réaction nerveuse et circulatoire, à l'âge, au sexe, etc. Elle varie aussi selon la température de l'eau et de l'atmosphère, selon la localité. A Dieppe, la durée moyenne du bain est de 5 minutes,

quelquefois même une ou deux immersions suffisent ;
à Biarritz, à Arcachon, dans la Méditerranée, elle peut
être de 10 à 15 minutes, et même davantage pour
quelques sujets.

La durée excessive du bain entraîne des accidents
divers, suivant l'état antérieur de ceux qui commettent
cet abus : céphalalgie, étourdissements, bronchites,
douleures lombaires, palpitations, etc.

Une *saison* de bain de mer se compose de 20 à
25 bains : on en prend un par jour, rarement
deux, afin que les effets primitifs du second bain ne
viennent pas à empiéter sur les effets consécutifs du
premier.

Effets physiologiques. — Lorsqu'on se
plonge dans la mer, les premières impressions que l'on
éprouve sont un frisson, une oppression, un reserrement
douloureux à la tête ; il y a refroidissement, chair de
poule, spasme, refoulement du sang dans les organes de
l'intérieur. Après quelques instants, l'anxiété et l'oppression se dissipent, le thorax exécute largement ses
mouvements, le pouls se relève, la réaction s'opère et
des sensations relativement agréables succèdent à l'impression pénible du début. Si l'immersion se prolonge
au-delà d'une durée convenable, le frisson reparaît
avec anxiété et oppression et s'accroît jusqu'à l'issue du
bain. Il importe de ne pas attendre le retour de ce second frisson et de sortir de l'eau avant qu'il ait eu le
temps de se produire. Au sortir du bain, l'organisme
réagit de nouveau et, avec l'aide de l'exercice ou, s'il

est nécessaire, de frictions, des pédiluves chauds, la circulation et l'innervation, les actes fonctionnels de toute espèce se raniment; une vive chaleur se répand dans toute l'économie, ressentie surtout à la peau et, sauf un peu de fatigue, un sentiment de force et de bien-être nous pénètre.

Les effets physiologiques primitifs du bain de mer peuvent donc être définis par le refroidissement, la stupeur du système nerveux, le refoulement du sang des parties superficielles vers les parties profondes.

A ces effets primitifs succède un effet secondaire, la réaction : c'est là le phénomène principal que l'on cherche à obtenir et duquel dépend le succès de la médication. Le docteur Constantin James en a parfaitement décrit les phases successives : « La réaction, c'est le réchauffement du corps par ses seules ressources de calorique, après qu'il a été mis en contact avec un liquide froid. La circulation capillaire, qui avait été ralentie ou même partiellement suspendue par le fait du refroidissement, reprend son cours dès l'instant où la réaction commence; ce qui a lieu quelquefois dans le bain, mais plus souvent quand on en est sorti. La peau se colore; on dirait que le sang y afflue avec d'autant plus d'activité que son passage y a été plus subitement interrompu. Les battements du cœur redeviennent libres, à mesure que le retour de la chaleur diminue les obstacles apportés par le froid à l'élasticité des vaisseaux et à leur perméabilité.

» Aux phénomènes physiques de la réaction se lient inséparablement les phénomènes vitaux correspondants, dont le rôle est plus important encore. En effet, la vitalité, qui préside à l'admirable équilibre des fonctions, a pour but et pour résultat de nous protéger contre les causes de destruction qui nous entourent, et de remédier aux atteintes que celles-ci nous auraient déjà fait subir. C'est ainsi qu'au moment où le froid semble devoir paralyser tout notre être, elle accroît chez le Baigneur la force du cœur, répare les pertes de calorique et même, en l'absence de tout excitant extérieur, suffit pour déterminer la réaction.

» Une condition pour que la réaction se fasse bien, c'est que le corps ait été préalablement échauffé par la marche ou tout autre exercice; c'est surtout que l'immersion dans l'eau froide ne dure pas longtemps. Je citerai à l'appui de ce dernier précepte une observation vulgaire. Lorsque, pendant l'hiver, les pieds ont séjourné dans une chaussure humide, on les réchauffe très-difficilement, parce que les tissus se sont refroidis peu à peu et couche par couche, jusqu'à une certaine profondeur. Si, au contraire, vous vous frottez les mains dans la neige, le froid vous saisira plus vivement, mais il n'aura pas le temps de pénétrer. Aussi la réaction, lente dans le premier cas, est-elle rapide dans le second.

» Rien de plus aisé, maintenant, que de faire l'application de ces données physiologiques à la question qui nous occupe. La réaction va nous servir de thermomètre. S'établit-elle difficilement? le bain devra consister simplement dans quelques immersions. S'établit-elle facilement? on peut le prolonger davantage, surtout si le Malade sait nager. Il est rare que la durée du bain doive dépasser 10 minutes à un quart heure ; on est presque toujours averti par une sensation de froid, ou un commencement d'horripilation, de l'instant où il convient de quitter l'eau. Quelques personnes prennent, sans en être incommodées, jusqu'à trois ou quatre bains par jour : c'est beaucoup trop, et l'impunité ne justifie point ici l'imprudence. Un seul bain suffit d'habitude ; deux me semblent être le maximum que, dans quelques cas, on puisse se permettre.

» Il est assez d'usage, au sortir de la mer, de prendre un bain de pieds légèrement chaud. C'est une précaution que ne doivent pas négliger les individus faibles et délicats, chez lesquels, sans cela, la reaction aurait de la peine à se faire.

» On reconnaît une bonne réaction à deux caractères essentiels : d'une part, à la promptitude avec laquelle elle s'opère ; d'autre part, à la coloration vive de la peau. Quand l'empreinte du doigt s'efface rapidement, c'est une preuve que la circulation capillaire est active, et que le retour du sang n'est pas uniquement dû aux lois d'équilibre et d'égalité de pression. La promenade facilite et achève la réaction d'autant mieux que le cours du sang se trouve stimulé également dans tout l'appareil vasculaire. Qu'on ne soit pas surpris de cette influence des mouvements sur la circulation. Chacun a vu le jet de la saignée s'échapper avec force ou couler avec lenteur, suivant que le Malade fait mouvoir les doigts ou les tient immobiles. C'est que les muscles, en se contractant, pressent sur les vaisseaux, tant profonds que superficiels, et communiquent une impulsion notable aux fluides qu'ils contiennent.

» Les bains de mer déterminent, à température égale, une réaction plus vive, plus franche et plus prompte que les bains d'eau douce ; car les particules salines et le choc des vagues agissent sur la peau à la manière des rubéfiants, au point même de développer quelquefois à sa surface de véritables exanthèmes. Aussi les personnes faibles et délicates supportent-elles, en général, beaucoup mieux les bains de mer que les bains de rivière.»

Ces phénomènes physiologiques, qui sont le résultat immédiat du bain de mer, sont suivis de phénomènes consécutifs. La chaleur et la lumière de la plage, au bout d'un certain temps, ajoutent des effets remarquables à ceux que le bain et la réaction de l'organisme produisent ; ils sont surtout fort sensibles sur les Malades affaiblis et étiolés : leur peau brunit, leurs yeux brillent ; ceux qui sont lymphatiques maigrissent, c'est-à-dire que la mollesse asthénique et la bouffissure blafarde des tissus, dues à l'excès des fluides blancs, disparaissent ; ceux qui sont pâles, maigres, affaiblis, engraissent.

Effets thérapeutiques. — Les Bains de mer constituent donc un agent thérapeutique essentiellement tonique, fortifiant, dont l'action est très-vive et en même temps très-intime, par suite de la perturbation momentanée qu'ils exercent sur l'organisme, et par suite des qualités médicamenteuses inhérentes au bain lui-même et à l'atmosphère marine. Ce seront donc des modifica--

teurs efficaces pour tous les états de l'économie dont le signe principal est l'atonie, soit qu'elle résulte du défaut d'équilibre entre le système nerveux artériel, le système veineux et lymphatique, soit qu'elle dépende du défaut d'action d'un organe.

Les Bains de mer devront donc être ordonnés dans tous les cas où il faut développer la circulation artérielle aux dépens des systèmes veineux et lymphatique; rendre à la peau son énergie et sa coloration, en y déterminant une vascularité qui ne lui était plus habituelle; renforcer et régulariser l'action musculaire; exciter l'absorption interstitielle, pour amener la fonte d'un faux embonpoint que produit la vie sédentaire; corriger l'exubérance des fluides blancs, et faire taire des sécrétions morbides entretenues par l'asthénie des organes; activer la nutrition et la croissance des Enfants lymphatiques, strumeux, rachitiques; remédier aux différentes formes de l'affection scrofuleuse; ramener au type normal l'innervation céphalo-rachidienne, ou la sensibilité d'un organe; réconforter les convalescents affaiblis par une maladie de longue durée.

On voit par là quel rôle important les Bains de mer jouent dans le traitement des Maladies de l'estomac et surtout des Dyspepsies, dont la plupart sont symptomatiques d'un de ces états maladifs.

CHAPITRE III

VICHY.

Les eaux de Vichy, prises à leur source, doivent être regardées comme la médication la plus active et la plus sûre dont le Médecin puisse disposer contre les Dyspepsies anciennes : leur puissance médicatrice est aujourd'hui constatée par les plus nombreux et les plus authentiques témoignages.

Pour bien faire comprendre l'utilité d'une *Saison* passée à Vichy, nous étudierons successivement : l'eau minérale de Vichy ; ses propriétés physiques et chimiques ; ses modes d'administration en bains, en douches, en boisson ; son action physiologique sur les divers appareils et sur l'ensemble de l'économie ; ses effets thérapeutiques ; les indications et les contre-indications de son emploi ; enfin les influences hygiéniques qui, en même temps que le traitement thermal, agissent sur le Malade.

Eau de Vichy. — Toutes les eaux minérales de Vichy sont claires, limpides, presque inodores, chargées d'une notable quantité de gaz acide carbonique, qui leur communique un goût piquant et aigrelet, assez agréable, et qui masque la saveur fade et légèrement lixiviative qu'elles doivent à leur thermalité et aux sels alcalins qu'elles contiennent. Leur température, variable selon les sources, est de 25° à 40° degrés, excepté aux Célestins, où elle n'est que de 14°.

L'Eau de Vichy offre pour caractère chimique distinctif d'être essentiellement alcaline et gazeuse : le bicarbonate de soude et le gaz acide carbonique en sont, en effet, les principes dominants ; puis viennent, en proportion beaucoup moindre, les bicarbonates de potasse et de chaux, le bicarbonate de fer, le chlorure de sodium, l'arséniate de soude et une minime quantité de matière organique.

Les différentes Sources présentent toutes une composition analogue, assez semblable pour que les propriétés générales de l'Eau de Vichy, soient communes à chacune d'elles ; cependant, chaque Source présente en même temps des conditions particulières de composition et de thermalité, plus ou moins prononcées, plus ou moins faciles à définir, mais qui, dans la pratique, leur assignent des appropriations spéciales.

La Source des *Célestins* est située à l'extrémité du

vieux Vichy et du nouveau Parc, sur les bords de
l'Allier. Son débit, qui diminue tous les ans, n'est plus
que de 250 à 300 litres par jour. Sa température est
de 14º ; c'est la plus froide des Eaux de Vichy. Elle est
chargée d'une assez forte proportion de gaz acide carbonique. Elle contient, par litre : 5 gr. 10 de bicarbonate de soude, 1 gr. 25 d'autres sels alcalins, 29 centig.
de sulfate et 4 centig. de phosphate de soude, 2
millig. d'arséniate de soude et 51 centig. de chlorure
de sodium. — Elle est fraîche, pétillante, d'un goût
très-agréable. Elle est la plus stimulante des Eaux de
Vichy. Son action excitante se porte surtout sur le
cerveau et sur les organes urinaires : aussi détermine-
t-elle souvent chez les sujets pléthoriques, surtout s'ils
en boivent plusieurs verres, de la céphalalgie, des
étourdissements, des battements aux tempes, de légers
éblouissements et même quelquefois des congestions
cérébrales ; elle augmente notablement la sécrétion de
l'urine : aussi, pour peu qu'il y ait quelque disposition
à la néphrite, à la cystite, elle exaspère presque toujours ces symptômes. Elle stimule vivement la muqueuse gastrique, en augmentant la vascularité, les sécrétions et l'excibilité nerveuse, surtout si on la boit à
jeun.— On envoie surtout aux *Célestins* les Malades
atteints de goutte, de gravelle, de colique néphrétique,
ou d'affection des voies urinaires ; seulement il faut
surveiller attentivement l'action des eaux sur le cerveau et les voies urinaires. Pour nous, nous y envoyons
les Dyspepsies atoniques, entées sur des constitutions
molles, lymphatiques, appauvries, réagissant difficile-

ment sous l'influence de toute espèce d'excitation, et dont il faut stimuler vivement les fonctions digestives. Nous en écartons avec soin les Dyspepsies irritatives, acides, gastralgiques.

La Source de *la Grande-Grille*, une des plus fréquentées, est située sous les galeries de l'Etablissement thermal. Son débit est de 75 000 litres le jour et de 96 000 par vingt quatre heures. Sa température est de 41°. La proportion de gaz carbonique est assez faible. Elle contient par litre : 4 gr. 88 de bicarbonate de soude, 1 gr. 38 d'autres sels alcalins, 29 centig. de sulfate et 13 centig. de phosphate de soude, 2 millig. d'arséniate de soude, 53 centig. de chlorure de sodium et extrêmement peu de matière organique. — Elle a une saveur lixiviative, à laquelle on s'habitue cependant assez vite ; on la digère, en général, sans peine, et il est rare qu'on éprouve des symptômes de pesanteur et de plénitude de l'estomac, phénomènes qu'on observe quelquefois auprès des autres Sources. C'est une eau très-stimulante et qui agit vivement sur tout l'organisme ; certains estomacs la supportent difficilement. — On la prescrit surtout contre les engorgements du foie, contre les coliques hépatiques et l'ictère, alors qu'il s'agit de rendre la bile plus fluide et de favoriser son cours ; contre les engorgements de la rate et la cachexie paludéenne. — Elle est également employée avec succès dans les cas d'inappétence ; de Dyspepsie atonique, alors que la digestion est lente, pénible, laborieuse ; de flatulence, symptôme qui dépend souvent de l'atonie du tube digestif. Mais elle ne

convient pas aux Dyspepsies irritatives, acides, gastralgiques, c'est-à-dire quand l'estomac est le siége soit
d'une irritation vasculaire même légère, soit d'une
hypersécrétion de suc gastrique, soit d'une susceptibilité nerveuse plus ou moins grande. — Elle convient
aux sujets mous, lymphatiques, débilités, affaiblis, qui
ont besoin d'être plus ou moins stimulés ; elle est trop
excitante pour les sujets nerveux, dont l'estomac est
doué d'une certaine susceptibilité.

La source de *l'Hôpital* , est située sur la place qui
s'étend derrière le Casino. Son débit est de 60 000 litres par jour ; sa température est de 30° ; elle est plus
gazeuse que celle de *la Grande-Grille*. Elle contient,
par litre : 5 gr. 02 de bicarbonate de soude, 1 gr. 21
d'autres sels alcalins, 29 centig. de sulfate et 7 centig.
de phosphate de soude, 2 millig. d'arséniate de soude,
51 centig. de chlorure de sodium, et une *notable quantité* de matière organique qui forme une légère écume
verdâtre à la surface de l'eau. — *L'Hôpital* est, avec
la source *Chomel*, la moins excitante des Eaux de
Vichy. Elle doit à la matière organique, qu'elle contient en assez grande quantité, certaines propriétés
adoucissantes et même certaines qualités spéciales qu'il
est impossible d'expliquer théoriquement, mais que la
pratique force d'admettre. Moins chaude que *la Grande-
Grille*, elle a une saveur plus douce, peut-être même un
peu fade et légèrement nauséeuse pour quelques Malades. — Le peu de saveur qu'elle possède, le peu d'excitation qu'elle détermine, la rendent moins digestible que
plusieurs autres sources pour certains estomacs, pour

ceux surtout qui sont frappés d'atonie et qui ont besoin d'une certaine stimulation pour accomplir l'acte de
la digestion. Mais elle est très-bien supportée et convient à merveille aux estomacs qui sont le siége soit
d'une irritation vasculaire plus ou moins vive, soit
d'une hypersécrétion de suc gastrique, soit d'une excitabilité du système nerveux. Elle doit donc être prescrite dans les cas de Dyspepsie soit irritative, soit acide,
soit gastralgique, c'est-à-dire chez tous les sujets dont
l'estomac affaibli, irritable, réclame une médication
locale aussi douce et aussi peu stimulante que possible.

La Source *Chomel* occupe le milieu de la galerie de
l'Établissement thermal. Sa température est de 44° 5 ;
c'est la plus chaude des sources de Vichy, mais c'est
aussi la moins chargée de gaz acide carbonique. Son
caractère distinctif est d'être douée d'une odeur d'hydrogène sulfuré qui lui donne un goût désagréable et
qui détermine, chez certaines personnes, des renvois
nidoreux assez incommodes ; mais on évite facilement
cet inconvénient, en laissant l'eau s'évaporer dans le
verre pendant quelques secondes avant de la boire.
— Cette source est la plus douce, la plus anodine de
toutes celles de Vichy, y compris même celle de *l'Hôpital* : ce qu'elle doit à sa température élevée et à la
faible quantité de gaz acide carbonique qu'elle contient.
Aussi convient-elle parfaitement, en général, aux Dyspeptiques nerveux, affaiblis, très-délicats et très-im-
pressionnables, qu'il faut stimuler le moins possible.

Vichy possède donc, en ces quatre Sources pure-
ment alcalines, une série graduée d'agents minéraux

qui répondent à tous les besoins, à toutes les indications que réclament les Dyspepsies atoniques, flatulentes, acides et même gastralgiques. Mais ce n'est pas tout ; Vichy possède encore deux Sources, alcalines comme toutes les autres, mais que leur composition chimique et leurs propriétés physiologiques et thérapeutiques permettent de ranger à côté des Eaux ferrugineuses de Forges, Spa, Pyrmont, Orezza : ce sont les sources *Lardy* et *Mesdames*, qui s'adressent aux Dyspepsies chlorotiques.

La Source *Lardy* est située dans l'ancien jardin des Célestins ; son débit est de 8000 litres par jour. Sa température est de 23°. C'est, de toutes les Eaux de Vichy, la plus minéralisée ; elle contient, par litre : 4 gr. 91 de bicarbonate de soude, 1 gr. 28 d'autres sels alcalins, 4 centigr. de bicarbonate de fer (Forges en contient 5, Spa 7, Pyrmont, 10), 31 centigr. de sulfate et 8 centig. de phosphate de soude, *trois* millig. d'arséniate de soude et 53 centig. de chlorure de sodium. — Elle dépose, sur les bords de la vasque de pierre où elle est reçue, un dépôt ocreux abondant formé de bicarbonate de fer. Elle exhale, comme la Source *Chomel*, une faible odeur d'hydrogène sulfuré. Elle est pétillante ; sa saveur est légèrement atramentaire et styptique, en rapport d'ailleurs avec la proportion de fer qu'elle contient. Elle exerce sur tous les organes de l'économie une excitation très-vive, ce qu'elle doit, en partie, à la grande quantité de gaz carbonique dont elle est chargée : aussi certains Malades, les Femmes surtout, en éprouvent des effets analogues à ceux que produit le vin de Champagne : céphalalgie ou lourdeur de tête, excitation générale du système nerveux, sommeil agité. Elle stimule vivement les fonctions digestives, ce qu'elle doit au gaz carbonique et très-probablement aux *trois* milligr. d'arséniate de soude qu'elle contient; elle est légère à l'estomac et se digère très-aisément. — La Source *Lardy* pourrait s'appeler la Source des Dames, car elle convient surtout aux Dyspepsies qui se lient, soit comme cause, soit comme effet, à la chlorose, à l'anémie, aux troubles de la menstruation, aux diverses affections de l'utérus. Mais, deux observations essentielles : 1° débuter par de très-petites doses, en surveiller attentivement l'action et ne les augmenter que progressivement; sinon, on s'exposera à déterminer des troubles dans les fonctions de l'estomac ou du système nerveux, si susceptibles et si excitables chez les Chlorotiques ; 2° ne pas la prescrire . aux Gastralgiques, car presque toujours on augmentera les désordres nerveux dont l'estomac est le siége.

La source *Mesdames* est située sous les galeries de l'Établissement thermal ; son débit est de 15 000 litres par jour. Sa température est de 16°, elle est très-gazeuse. Elle contient, par litre : 4 gr. de bicarbonate de soude, 1 gr. 22 d'autres sels alcalins, 2 centigr. de bicarbonate de fer (elle est moitié moins ferrugineuse que *Lardy*), 25 centig. de sulfate et des traces seulement de phosphate de soude, *trois* milligr. d'arséniate de soude et 35 centigr. de chlorure de sodium. — Elle a, comme on le voit, une composition analogue à celle de *Lardy;* cependant elle est moins pétillante, et

sa saveur est moins atramentaire, moins styptique;
elle est également moins stimulante, moins excitante,
mais aussi moins légère, moins digestible.

Quelle que soit la spécialité d'action de chaque Source,
il y a une loi médicale qui prime toutes les autres .
celle de l'individualité; chaque Malade est malade à sa
façon; dix Malades, affectés de la même maladie, seront
tous malades différemment, car la même maladie se
sera développée dans des organismes différents, qui lui
auront imprimé chacun un caractère spécial ; absolument comme les mêmes ceps de vigne, plantés dans des
terrains différents, donneront des produits différents.
Ainsi donc, en général, on devra envoyer aux *Célestins*
ou à *Lardy* les Dyspeptiques atteints d'atonie, de chlorose, mais il faudra tenir compte de la nature, de la
constitution, du tempérament, de l'état général du
Malade, et il faudra suivre attentivement les effets produits par la Source où il aura été envoyé.

On peut voir, par cette rapide étude sur les principales Sources, combien sont nombreux et variés les
agents hydro-minéraux dont le Médecin dispose à Vichy contre la Dyspepsie.

Les médicaments, c'est-à-dire l'Eau minérale étant
connus, étudions maintenant leur mode d'administration.

MODES D'ADMINISTRATION.

L'Eau de Vichy s'administre soit en bains, soit en
douches, soit en boisson.

Bains. — Les bains d'Eau minérale de Vichy, exercent une très-grande influence sur la peau, et, par son
intermédiaire, sur l'ensemble de l'organisme.

Les bains, composés d'Eau de Vichy pure, déterminent une certaine irritation de la peau, de l'agitation,
de l'insomnie, de la céphalalgie, et même quelquefois
des phénomènes plus ou moins prononcés de congestion cérébrale chez les sujets pléthoriques. Aussi les
bains de l'Établissement thermal sont-ils toujours composés de moitié eau minérale et moitié eau ordinaire :
ainsi mitigés, ils conviennent à la plus grande partie
des Malades. Cependant, quelques personnes délicates,
nerveuses, en éprouvent encore une trop grande
excitation : il faut alors, soit tempérer l'action stimulante de l'eau minérale, déjà dédoublée, par l'addition
de son ou d'amidon, soit ordonner deux tiers ou trois
quarts d'eau ordinaire, soit même quelquefois remplacer le bain par une douche en pluie tiède d'eau minérale.

Les bains de Vichy développent un sentiment de
force et de bien-être, et, quoique pris quotidiennement,
n'affaiblissent pas. La peau en reçoit une excitation
particulière, qui en augmente la vascularité et la calorification, et qui détermine une légère révulsion du
centre à la périphérie. Ces bains sont donc un excitant
physiologique du système cutané, dont ils réveillent
l'activité.

La transpiration cutanée augmente, ce qu'on attribue à l'eau que le Malade prend en boisson, à celle
qu'il absorbe dans le bain et à l'excitation du système

cutané sous l'influence de bains journaliers. La sueur devient en même temps alcaline, ce qui est dû à l'augmentation de la sécrétion cutanée, laquelle, en augmentant, perd toujours son caractère d'acidité pour devenir neutre; à l'élimination des principes alcalins absorbés par la muqueuse digestive, ou par la peau elle-même.

L'absorption d'eau alcaline dans le bain varie selon la température du bain : on la constate, d'une façon positive, par l'alcalisation de l'urine. L'absorption est d'autant plus grande que la température du bain se rapproche moins de celle du corps; s'il y a équilibre de température (40^0), il n'y a plus ou presque plus d'absorption d'eau; à 50^0 et au-dessus, non-seulement on n'absorbe plus d'eau, mais on sue dans son bain.

La peau est donc un agent d'absorption très-puissant; un agent d'exhalation; une large surface de révulsion, où l'on peut développer une suractivité physiologique très-utile comme dérivative; enfin une large membrane dont les fonctions doivent être régularisées, à cause de la solidarité qui l'unit à tous les organes et particulièrement à la vaste muqueuse de l'appareil digestif.

Nous concluons : 1° aux sujets d'une constitution molle et lymphatique, on donnera des bains de 32^0 ou 33^0, composés de deux tiers d'eau minérale et d'un tiers d'eau ordinaire, afin d'exciter un peu la peau; 2° aux sujets sanguins, pléthoriques, des bains de 28^0 à 30^0, moitié eau minérale; 3° aux sujets nerveux, très-excitables, des bains de 32^0 à 33^0, composés d'un tiers d'eau minérale, et même, si le bain est mal supporté, des douches en *pluie tiède* de 4 à 5 minutes; 4° aux graveleux, aux goutteux, à tous les sujets atteints d'affection du foie, à tous ceux que l'on veut saturer d'eau alcaline sans surcharger l'estomac, on donnera des bains tempérés, 28° à 30° afin d'augmenter le plus possible l'absorption cutanée.

Douches. — L'Eau de Vichy s'administre aussi en douches; ce que nous avons dit des effets physiologiques et thérapeutiques des affusions froides ou tièdes s'applique également à cet emploi de l'Eau de Vichy. Nous renvoyons donc le lecteur à notre article sur l'Hydrothérapie.

Eau de Vichy en boisson.— Sous l'influence de l'Eau de Vichy prise en boisson, l'appétit augmente et se régularise, la digestion s'accomplit plus rapidement et plus facilement, les aigreurs ou les flatuosités diminuent; il survient ordinairement de la constipation, ou bien, si l'eau est mal tolérée ou prise en trop grande quantité, il se produit une sorte d'indigestion aqueuse et il en résulte de la diarrhée.

Pour que l'Eau de Vichy produise sur l'estomac et sur tous les autres appareils de l'organisme les meilleurs effets possibles, il faut d'abord choisir la Source la mieux appropriée à l'état du Malade, puis fixer la dose à laquelle il faudra y boire, surveiller les effets que cette eau produira, les corriger ou les modifier selon qu'il sera nécessaire.

Nous avons déjà exposé précédemment les qualités

spéciales à chacune des Sources de Vichy et nous avons indiqué à quels troubles fonctionnels de l'estomac chacune d'elle convient le mieux.

La Source choisie, quelle quantité d'eau faut-il boire, à quelle dose à la fois, à quels moments et à quels intervalles ? — La dose varie selon la température et la composition chimique de la Source, selon la forme de la Dyspepsie, selon l'état général du Malade et selon la façon dont il supporte cette eau. Il est donc difficile d'établir une règle générale : cependant presque toujours il faut prendre l'Eau de Vichy à petite dose ; à haute dose, elle fatigue l'estomac, irrite les voies d'élimination, c'est-à-dire l'appareil urinaire et l'appareil biliaire, surexcite le système nerveux cérébral et sympathique, et détermine souvent un mouvement fébrile, auquel on donne le nom de fièvre thermale.

Le moment où l'on doit boire varie selon les formes de Dyspepsie. — 1° dans le cas de Dyspepsie atonique, on boira un quart ou un demi-verre, une heure ou une demi-heure avant chaque repas : M. Cl. Bernard a démontré que les alcalins, pris à jeun et à petite dose, augmentent la sécrétion du suc gastrique, lequel fait précisément défaut dans la Dyspepsie atonique ; — 2° dans le cas de Dyspepsie flatulente, lié à un état d'atonie des voies digestives, on agira de même ; — 3° dans le cas de Dyspepsie acide, on ne boira pas d'Eau de Vichy à jeun (nous venons de voir qu'on augmenterait ainsi les sécrétions acides de l'estomac), mais on la boira soit en mangeant, soit immédiatement après avoir mangé, pour neutraliser l'excès du suc gastrique sécrété : en mangeant, on ne mêlera pas l'Eau de Vichy et le vin, car ainsi on constituerait inutilement une boisson désagréable, mais on aura devant soi deux verres et on boira alternativement, dans l'un de l'eau minérale, et dans l'autre du vin plus ou moins étendu d'eau ordinaire; après avoir mangé, on ira à la Source boire un demi-verre ou un verre entier d'eau minérale, en guise de tasse de café; — 4° dans le cas de Dyspepsie gastralgique, le plus souvent l'Eau de Vichy est mal tolérée en boisson, surtout à jeun : aussi, dans la plupart des cas, se trouve-t-on mieux d'en ordonner l'usage en mangeant.

Accidents. — On ne saurait nier l'efficacité des Eaux de Vichy : aucune réputation d'Eaux minérales n'est mieux fondée; mais nous croyons qu'il est bon de prévenir les Malades des accidents qui peuvent résulter soit de *l'abus* des Eaux de Vichy, soit de leur emploi *inopportun*.

Les Eaux de Vichy, non-seulement ne conviennent pas, mais sont même nuisibles : à toutes les maladies aiguës s'accompagnant de fièvre; à toutes les maladies tuberculeuses, scrofuleuses, cancéreuses, car ces affections entretiennent autour d'elles un foyer d'irritation que les Eaux exaspèrent; à toutes les maladies de l'encéphale, telles que congestion ou apoplexie cérébrales, qu'il y ait eu des attaques, ou qu'il y ait seulement tendance à leur production; à toutes les maladies du cœur; à toutes les affections aiguës de l'appareil respiratoire.

L'*abus* des Eaux de Vichy produit immédiatement de la céphalalgie, des éblouissements, une excitation générale plus ou moins vive; cela n'est rien, et ces légers accidents engagent le Malade à s'arrêter. Mais ce dont il ne peut se défendre lui même, parce que son expérience ne lui permet pas de les prévoir, ce sont les accidents consécutifs de l'*abus des Eaux*, ceux qui surviennent quelques semaines après la fin de la Saison qu'il a passée à Vichy : ce sont des symptômes d'atonie, d'affaiblissement général, d'appauvrissement du sang, dont on conjure assez bien les effets chez les sujets jeunes et un peu vigoureux, mais qui, chez les personnes âgées, prédisposent à de graves affections.

Influences hygiéniques. — Le Malade qui se rend à Vichy, comme d'ailleurs à toute autre Station thermale ou aux Bains de mer, se trouve, par le fait même du voyage, dans des conditions éminemment favorables pour la guérison de sa Dyspepsie.

D'abord il change ses habitudes, il s'arrache à sa vie sédentaire, à ses occupations journalières, aux tracas des affaires, aux soucis et aux fatigues intellectuelles de sa profession.

Le sentiment avec lequel il se rend aux Eaux exerce également une heureuse influence. Lorsqu'il a long-temps souffert, usé largement des ressources de la Médecine, et qu'il souffre encore, l'approche des lieux où il espère retrouver la santé éveille en lui des dispositions avantageuses. Une fois arrivé, il se livre avec empressement à l'action de la source bienfaisante; il

est attentif au moindre signe d'amélioration qu'il aper-
çoit.

Mais c'est surtout la vie plus active que le Malade
mène à Vichy, l'obligation de se lever de bonne heure
pour prendre son bain, pour aller boire aux Sources;
la nécessité de chercher, hors de son gîte d'emprunt,
des distractions qu'il n'y trouve pas; les promenades
dans l'ancien et le nouveau Parc, les excursions vers
les beaux sites des environs; les concerts, les repré-
sentations théâtrales; le spectacle de cette foule élé-
gante qui va, qui vient, qui s'agite et avec laquelle il
faut aussi aller et venir : tout cela constitue un ensemble de conditions nouvelles, dont la puissance est très-
grande sur l'état du Dyspeptique et qui entre pour une
bonne part dans les excellents effets qu'il retire d'une
Saison à Vichy.

FIN.

TABLE.

TRAITEMENT.

TRAITEMENT HYDRO-THERMAL.

FIN DE LA TABLE.